Le Guide Ultime pour Choisir son Régime

Plus de 25 régimes, avec leurs avantages, leurs inconvénients, et leurs mises en place

Introduction

Ce livre « Le guide ultime pour choisir son régime » a été conçu pour aller à l'encontre des modes qui fleurissent chaque année sur tel ou tel régime miracle. Le but de cet ouvrage est que vous puissiez choisir le meilleur régime vous concernant, de façon totalement éclairée, avec leurs avantages et leurs inconvénients.

Il existe une multitude de régimes alimentaires. Il y a ceux pour perdre et gérer son poids, quelques-uns pour une raison spécifique de santé, d'autres par conviction personnelle (et certains encore religieux, mais nous ne les verrons pas dans cet ouvrage).

Avant d'aborder les régimes, vous trouverez un chapitre consacré à des notions importantes de nutrition, afin de maîtriser les concepts fondamentaux et les définitions de certains aspects de l'alimentation.

Ensuite, on verra les trois types de régimes : on commencera par les plus connus, ceux qui fleurissent à chaque printemps pour préparer l'été à venir et le «summer body», ceux pour avoir une taille fine et un poids idéal. Dans notre société qui devient de plus en plus narcissique à cause des réseaux sociaux, afficher un «bon» poids, paraître mince et en forme est extrêmement important pour nombre d'entre nous. Cette recherche de la maîtrise de son poids est devenue un sujet majeur aussi, depuis que les ressources caloriques sont devenues abondantes dans notre société. Notre corps n'est pas vraiment adapté à cette abondance, et a tendance à stocker le surplus d'énergie en prévision de jours de diète et de famine.

Ensuite, nous verrons ceux qui se focalisent sur la santé. Évidemment, un poids maîtrisé est bénéfique pour la santé, donc beaucoup de régimes se recoupent et peuvent être dans plusieurs chapitres différents. Mais, dans cette partie, on verra vraiment ceux qui ont la notion de santé comme principal objectif, comme les régimes sans sel ou sans gluten.

Le dernier chapitre portera sur les régimes ayant pour principal but des convictions personnelles, comme le régime végan.

Ainsi, nous aurons fait le tour des régimes, et vous pourrez choisir en toute connaissance celui qui vous correspondra le mieux.

Attention : Il est important, avant de commencer un régime, d'en parler à son médecin, afin d'être sûr qu'il soit adapté à votre forme et votre santé.

Les Notions Essentielles de l'Alimentation

Les LIPIDES

Les lipides jouent un rôle crucial dans notre alimentation et notre nutrition, étant l'une des principales sources d'énergie pour le corps ainsi qu'un élément vital pour de nombreuses fonctions biologiques.

Qu'est-ce que les Lipides?

Les lipides, communément appelés graisses, sont un groupe de composés insolubles dans l'eau et incluent les triglycérides (graisses et huiles), les phospholipides et les stérols. Ils sont essentiels pour plusieurs fonctions corporelles, comme la production d'énergie, le soutien cellulaire, et le transport des vitamines liposolubles (A, D, E, K).

Types de Lipides

Les Triglycérides : Constituent la majorité des graisses consommées et stockées dans le corps. Ils sont composés de glycérol et de trois acides gras, qui peuvent être saturés, mono insaturés ou polyinsaturés.

Les Phospholipides : Composants essentiels des membranes cellulaires, ils jouent un rôle dans la structure cellulaire et le transport des lipides dans le sang.

Les Stérols : Le cholestérol est le stérol le plus connu, essentiel pour la formation de la membrane cellulaire, la synthèse des hormones stéroïdiennes et la production de bile.

Importance des Lipides pour le Corps

La production d'énergie : Les lipides fournissent une source concentrée d'énergie, offrant plus du double de l'énergie par gramme que les protéines ou les glucides.

Les cellules : Ils constituent un composant vital des membranes cellulaires, permettant la flexibilité et la protection des cellules.

La santé : Le transport et l'absorption des vitamines liposolubles, essentielles à de nombreuses fonctions corporelles, notamment la vision, la coagulation sanguine, et le maintien des os et des dents.

Sources Alimentaires des Lipides

Les lipides se trouvent dans les aliments d'origine animale et végétale :

Les graisses saturées sont présentes dans la viande rouge, le beurre, le fromage et certains produits laitiers.

Les graisses monoinsaturées se trouvent dans l'huile d'olive, les avocats et les noix.

Les graisses polyinsaturées, incluant les oméga-3 et oméga-6, sont abondantes dans les poissons gras, les graines de lin, les noix et certaines huiles végétales.

Pour une alimentation équilibrée, il est conseillé de :

Privilégier les graisses insaturées (mono et polyinsaturées) par rapport aux graisses saturées, pour soutenir la santé cardiovasculaire (Peuvent aider à réduire le mauvais

cholestérol LDL et augmenter le bon cholestérol HDL dans le sang).

Limiter la consommation de graisses trans, présentes dans les aliments transformés et frits, car elles sont associées à un risque accru de maladies cardiovasculaires (augmentent le mauvais cholestérol LDL et diminuent le bon cholestérol HDL, augmentant le risque de maladie cardiaque, d'accident vasculaire cérébral et de diabète de type 2).

Intégrer des sources d'oméga-3 dans l'alimentation, bénéfiques pour le cœur et le cerveau. Ils peuvent également réduire l'inflammation dans le corps.

Les GLUCIDES

Les glucides jouent un rôle central dans l'alimentation et la nutrition, car ils constituent l'une des principales sources d'énergie pour le corps. Ils sont essentiels au bon fonctionnement du cerveau, du cœur, et des muscles, notamment lors d'activités physiques.

Qu'est-ce que les Glucides?

Les glucides sont des macronutriments composés de carbone, d'hydrogène et d'oxygène. Ils sont classés en trois catégories principales : les sucres (glucides simples), les amidons (glucides complexes), et les fibres. Les glucides sont la principale source d'énergie du corps, convertis en glucose (sucre dans le sang) utilisé par nos cellules.

Types de Glucides

Glucides Simples : Composés de mono- et disaccharides, ils sont rapidement digérés et absorbés, entraînant une hausse rapide de la glycémie. Exemples : sucre de table, miel, sirops, ainsi que dans les fruits (fructose) et les produits laitiers (lactose).

Glucides Complexes : Composés de polysaccharides, ils se digèrent plus lentement, fournissant une libération d'énergie plus stable. Exemples : céréales complètes, légumes, et certains légumes secs.

Fibres : Une forme de glucides que le corps ne peut pas digérer. Elles jouent un rôle crucial dans la santé digestive, la régulation de la glycémie, et la satiété. Les fibres se trouvent dans les fruits, les légumes, les légumineuses, et les grains entiers.

Rôle des Glucides dans l'Alimentation

Les glucides fournissent l'énergie nécessaire aux activités quotidiennes et aux fonctions vitales. Le cerveau, par exemple, dépend presque exclusivement du glucose comme source d'énergie. Une consommation adéquate de glucides complexes et de fibres est également associée à un risque réduit de maladies chroniques, telles que les maladies cardiovasculaires et le diabète de type 2.

Recommandations

Il est recommandé de privilégier les glucides complexes et les fibres aux dépens des sucres ajoutés et des glucides raffinés. Les directives diététiques suggèrent que les glucides devraient représenter environ 45% à 65% de l'apport énergétique total quotidien.

Les PROTÉINES

Les protéines sont essentielles dans l'alimentation et jouent un rôle crucial dans la nutrition. Elles sont composées d'acides aminés, qui sont nécessaires pour la construction et la réparation des tissus corporels, ainsi que pour la production d'enzymes, d'hormones et d'autres substances vitales pour le fonctionnement de l'organisme.

Qu'est-ce que les Protéines?

Les protéines sont des macronutriments composés de chaînes d'acides aminés. Il existe 20 types d'acides aminés différents, et parmi eux, 9 sont dits "essentiels" car le corps ne peut pas les produire et ils doivent être obtenus par l'alimentation.

Rôles des Protéines dans l'Organisme

Construction et Réparation : Les protéines sont fondamentales pour la croissance musculaire, la réparation des tissus, et le renouvellement cellulaire.

Fonctions Biochimiques : Elles participent à la formation d'enzymes, d'hormones, et de neurotransmetteurs qui régulent de nombreux processus physiologiques.

Immunité : Les protéines sont essentielles à la production d'anticorps, jouant un rôle clé dans le système immunitaire.

Oxygénation : L'hémoglobine, une protéine, transporte l'oxygène dans le sang.

Équilibre Fluides et pH : Elles contribuent à maintenir l'équilibre des fluides et le pH dans le corps.

Sources Alimentaires de Protéines

Protéines Animales : Viandes, volailles, poissons, œufs et produits laitiers. Elles fournissent tous les acides aminés essentiels dans des proportions adaptées aux besoins humains.

Protéines Végétales : Légumineuses, céréales, noix, graines et certains légumes. Bien que souvent considérées comme "incomplètes" car elles peuvent manquer d'un ou plusieurs acides aminés essentiels, la combinaison de différentes sources végétales peut fournir un profil complet d'acides aminés.

Besoins en Protéines

Les besoins en protéines varient selon l'âge, le sexe, le poids, la santé et le niveau d'activité physique. Les recommandations générales suggèrent que les adultes consomment au moins 0.8 gramme de protéines par kilogramme de poids corporel par jour. Les athlètes ou les personnes ayant des besoins spécifiques peuvent nécessiter des apports plus élevés.

Les CALORIES

Les calories sont une mesure de l'énergie apportée par les aliments et les boissons que nous consommons. Comprendre les calories et leur gestion est fondamental pour maintenir un poids sain, favoriser la santé générale et atteindre des objectifs spécifiques en matière de forme physique.

Définition des Calories

Une calorie est une unité de mesure qui indique la quantité d'énergie que le corps obtiendra en consommant une certaine quantité d'un aliment ou d'une boisson. Dans un contexte scientifique, la calorie est définie comme la quantité d'énergie nécessaire pour élever la température d'un gramme d'eau de 1°C. Cependant, dans l'alimentation et la nutrition, nous utilisons généralement le terme "calorie" pour faire référence aux kilocalories (kcal), chaque kilocalorie représentant 1 000 calories.

Sources de Calories

Les calories proviennent des macronutriments que sont les protéines, les glucides et les lipides, chacun fournissant une quantité différente d'énergie :

Protéines : 4 calories par gramme

Glucides : 4 calories par gramme

Lipides : 9 calories par gramme

L'alcool est également une source calorique, fournissant environ 7 calories par gramme, bien qu'il ne soit pas considéré comme un nutriment essentiel pour la santé.

Gestion des Calories

La gestion des calories est essentielle pour maintenir un poids corporel sain. Un équilibre énergétique se produit lorsque l'apport calorique à travers l'alimentation correspond à la quantité d'énergie dépensée par le corps pour ses fonctions vitales et ses activités physiques.

Excès Calorique : Consommer plus de calories que le corps n'en dépense conduit à une prise de poids, car l'excès d'énergie est stocké sous forme de graisse.

Déficit Calorique : Consommer moins de calories que le corps n'en dépense résulte en une perte de poids, car le corps doit puiser dans ses réserves d'énergie pour fonctionner.

Besoins Caloriques

Les besoins caloriques varient selon plusieurs facteurs, y compris l'âge, le sexe, le poids, la taille et le niveau d'activité physique. Des outils et des formules, tels que l'équation de Harris-Benedict ou le calcul du Taux Métabolique de Base (TMB), peuvent aider à estimer les besoins énergétiques individuels.

Bien que le nombre de calories consommées soit important pour gérer le poids, la qualité des calories est tout aussi cruciale pour la santé globale. Des aliments riches en nutriments fournissent non seulement des calories mais aussi des vitamines, des minéraux et d'autres composés bénéfiques pour la santé, contrairement aux "calories vides" trouvées dans les aliments et les boissons hautement transformés, riches en sucre et en graisses saturées.

Les FÉCULENTS :

Les féculents jouent un rôle important dans l'alimentation et la nutrition, en tant que source primaire de glucides complexes. Ils incluent une large variété d'aliments comme les céréales, les légumineuses, et les tubercules, qui sont essentiels pour fournir de l'énergie durable au corps. Les féculents sont également une source importante de fibres, de vitamines, et de minéraux.

Qu'est-ce que les Féculents?

Les féculents sont des aliments riches en amidon, un type de glucide complexe. L'amidon est composé de longues chaînes de glucose qui sont décomposées par le corps pour fournir de l'énergie. Les féculents sont une part essentielle d'une alimentation équilibrée, car ils fournissent non seulement de l'énergie, mais aussi des fibres, des vitamines (notamment du groupe B), et des minéraux comme le fer, le magnésium, et le potassium.

Types de Féculents

Céréales : Blé, riz, avoine, orge, maïs, et leurs produits dérivés comme le pain, les pâtes, et les céréales pour petit-déjeuner.

Légumineuses : Lentilles, pois chiches, haricots, et fèves. Elles sont aussi une bonne source de protéines.

Tubercules et racines : Pommes de terre, patates douces, manioc, et igname. Ces aliments sont particulièrement riches en vitamines et en fibres.

Rôle des Féculents dans la Santé

Énergie : Les féculents sont une source essentielle d'énergie pour le fonctionnement du cerveau et des muscles.

Digestion : Les fibres présentes dans les féculents complets ou peu transformés aident à maintenir le bon fonctionnement du système digestif et peuvent prévenir la constipation.

Contrôle du Poids : Les aliments riches en fibres augmentent la sensation de satiété, ce qui peut aider à contrôler l'appétit et à gérer le poids corporel.

Prévention des Maladies : Une alimentation riche en féculents complets a été associée à un risque réduit de maladies cardiovasculaires, de diabète de type 2, et de certains types de cancer.

Recommandations

Pour maximiser les bénéfices des féculents sur la santé, il est conseillé de privilégier les versions complètes ou peu transformées de ces aliments. Par exemple, choisir du pain complet au lieu du pain blanc, ou des pâtes de blé entier au lieu des pâtes raffinées, peut augmenter l'apport en fibres et en nutriments. Il est également recommandé d'inclure une grande variété de féculents dans l'alimentation pour bénéficier d'un large éventail de nutriments.

Les LÉGUMES

Les légumes sont des composants essentiels d'une alimentation équilibrée et nutritive, reconnus pour leur faible apport en calories et leur richesse en nutriments, vitamines, minéraux, fibres et antioxydants. Leur consommation régulière est associée à une réduction du risque de nombreuses maladies, notamment les maladies cardiaques, certains cancers, le diabète de type 2 et l'obésité.

Rôle des Légumes dans l'Alimentation

Les légumes fournissent une variété de nutriments essentiels qui soutiennent le fonctionnement du corps et maintiennent la santé générale. Ils sont une excellente source de:

Vitamines : Les légumes sont riches en vitamines comme la vitamine C (essentielle pour la croissance et la réparation des tissus dans tout le corps), la vitamine K (importante pour la coagulation du sang et la santé des os), les vitamines du complexe B (qui aident le corps à convertir les aliments en énergie), et la vitamine A (cruciale pour la santé de la vision et du système immunitaire).

Minéraux : Ils fournissent des minéraux tels que le potassium (qui aide à réguler la pression artérielle), le fer (nécessaire à la création des globules rouges), et le magnésium (important pour les réactions enzymatiques et la santé osseuse).

Fibres : Les fibres présentes dans les légumes aident à promouvoir la santé digestive, à réduire le cholestérol sanguin et à réguler la glycémie.

Antioxydants : Les légumes contiennent des composés phytochimiques et des antioxydants qui protègent les cellules contre les dommages causés par les radicaux libres, réduisant ainsi le risque de maladies chroniques.

Les Variétés de Légumes

Il existe une grande diversité de légumes, chacun offrant des profils nutritionnels uniques. Ils peuvent être classés en plusieurs catégories, y compris, mais sans s'y limiter, les feuilles vertes (épinards, choux, laitues), les crucifères (brocoli, chou-fleur, choux de Bruxelles), les racines (carottes, betteraves, radis), les bulbes (oignons, ail), et les légumes-fruits (tomates, courgettes, aubergines).

Recommandations

Pour maximiser les bénéfices santé des légumes, il est recommandé de consommer une variété de légumes de toutes les couleurs, afin de bénéficier d'un large éventail de nutriments. L'Organisation mondiale de la Santé recommande de consommer au moins 400 grammes (cinq portions) de fruits et légumes par jour pour prévenir les maladies chroniques.

Les GRAINES et NOIX

Les graines et les noix sont des éléments nutritifs denses qui jouent un rôle important dans l'alimentation et la nutrition, offrant une multitude de bienfaits pour la santé. Riches en graisses saines, protéines, fibres, vitamines, minéraux et composés phytochimiques, elles peuvent contribuer de manière significative à une alimentation équilibrée.

Rôle dans l'Alimentation

Les graines et les noix sont des sources concentrées d'énergie et de nutriments. Elles fournissent :

Graisses saines : Principalement des acides gras monoinsaturés et polyinsaturés, y compris les oméga-3, qui sont essentiels pour la santé du cœur.

Protéines : Bien qu'elles ne contiennent pas tous les acides aminés essentiels en quantités parfaites, la combinaison de différentes graines et noix peut fournir un profil protéique complet.

Fibres : Importantes pour la santé digestive, les fibres peuvent également aider à réguler la glycémie et le cholestérol.

Vitamines : En particulier les vitamines E et du groupe B, qui soutiennent de nombreuses fonctions corporelles, de la santé de la peau à la conversion des aliments en énergie.

Minéraux : Comme le magnésium, le zinc, le potassium et le fer, qui jouent un rôle dans tout, de la santé osseuse à la fonction immunitaire.

Types de Graines et Noix

Graines : Incluent les graines de chia, de lin, de tournesol, de citrouille et de sésame. Chacune offre des profils nutritionnels uniques et des avantages pour la santé.

Noix : Comprennent les amandes, les noix (y compris les noix de Grenoble, les noix de pécan), les pistaches, les noisettes et les cajous, entre autres.

Recommandations

Bien que les graines et les noix soient extrêmement nutritives, elles sont également très caloriques, il est donc important de les consommer avec modération. Une portion quotidienne recommandée est d'environ une poignée (28 grammes ou environ 1/4 de tasse).

L'INDEX GLYCÉMIQUE

L'index glycémique (IG) est un système de classification des aliments contenant des glucides basé sur leur capacité à élever la glycémie, c'est-à-dire le niveau de glucose dans le sang, après leur consommation. Chaque aliment est comparé à une référence standard (généralement le glucose pur ou le pain blanc) et se voit attribuer un score qui reflète la vitesse à laquelle les glucides qu'il contient sont convertis en glucose et absorbés dans la circulation sanguine.

Fonctionnement de l'Index Glycémique

Aliments à IG Bas : Un IG de 55 ou moins. Ces aliments sont digérés et absorbés lentement, provoquant une élévation graduelle de la glycémie et de l'insuline.

Aliments à IG Moyen : Un IG entre 56 et 69. Ces aliments provoquent une élévation modérée de la glycémie.

Aliments à IG Élevé : Un IG de 70 ou plus. Ces aliments sont rapidement digérés et absorbés, entraînant des pics rapides de glycémie et d'insuline.

Importance de l'Index Glycémique

L'IG est un outil utile pour la gestion de diverses conditions de santé, notamment :

Diabète : Les personnes atteintes de diabète utilisent l'IG pour aider à contrôler leur glycémie.

Gestion du Poids : Les aliments à IG bas peuvent aider à contrôler l'appétit et à prolonger la sensation de satiété, potentiellement aidant dans la gestion du poids.

Maladies Cardiaques : Une alimentation riche en aliments à IG bas peut réduire le risque de maladie cardiaque et d'autres maladies chroniques.

Application de l'IG dans l'Alimentation

Privilégiez les aliments à IG bas : Incluez davantage de légumes non féculents, de fruits entiers, de légumineuses, de grains entiers et de noix dans votre alimentation.

Modérez les aliments à IG élevé : Limitez la consommation d'aliments hautement transformés, de boissons sucrées et de produits de boulangerie raffinés.

Équilibrez vos repas : Combinez des aliments à IG bas avec des protéines et des graisses saines pour ralentir la digestion et stabiliser les niveaux de glycémie.

Limitations de l'IG

Bien que l'IG soit un outil utile, il présente certaines limitations. Par exemple, il ne prend pas en compte la quantité de glucides consommés, ce qui peut également affecter la réponse glycémique. De plus, la réponse individuelle aux glucides peut varier en fonction de plusieurs facteurs, y compris les différences métaboliques, le moment de la journée et la combinaison d'aliments consommés.

L’IMC

L'Indice de Masse Corporelle (IMC) est un outil utilisé en nutrition et en médecine pour évaluer le statut pondéral d'une personne et identifier les risques potentiels pour la santé associés à différentes catégories de poids. L'IMC est calculé en divisant le poids d'une personne en kilogrammes par le carré de sa taille en mètres (kg/m^2). Cette mesure permet de classer les individus en différentes catégories de poids, bien qu'elle ne mesure pas directement la graisse corporelle.

Catégories de l'IMC

L'Organisation mondiale de la Santé (OMS) définit les catégories de l'IMC comme suit :

Sous-poids : IMC inférieur à 18,5

Poids normal : IMC de 18,5 à 24,9

Surpoids : IMC de 25 à 29,9

Obésité de classe I : IMC de 30 à 34,9

Obésité de classe II : IMC de 35 à 39,9

Obésité de classe III : IMC de 40 ou plus

Importance de l'IMC dans l'Alimentation et la Nutrition

Évaluation des Risques pour la Santé : Un IMC élevé est associé à un risque accru de maladies chroniques, telles que les maladies cardiovasculaires, le diabète de type 2, l'hypertension artérielle, certains cancers, et les troubles musculo-squelettiques comme l'arthrose.

Planification Diététique : L'IMC peut aider les professionnels de la santé à élaborer des recommandations diététiques personnalisées pour la gestion du poids, en visant à atteindre et à maintenir un poids corporel dans la fourchette normale pour réduire les risques pour la santé.

Suivi du Poids : L'IMC est souvent utilisé pour surveiller les changements de poids au fil du temps, offrant une indication de l'efficacité des interventions nutritionnelles et de l'exercice physique.

Limitations de l'IMC

Bien que l'IMC soit un outil utile pour évaluer les risques pour la santé liés au poids à l'échelle des populations, il présente certaines limitations :

Ne Mesure Pas Directement la Graisse Corporelle : L'IMC ne distingue pas entre le poids de la graisse et le poids des muscles. Par conséquent, les athlètes ou les personnes ayant une masse musculaire importante peuvent être classées comme en surpoids ou obèses selon leur IMC, même avec un faible pourcentage de graisse corporelle.

Ne Prend Pas en Compte la Répartition de la Graisse : L'IMC ne reflète pas la distribution de la graisse corporelle, qui est un facteur important de risque pour la santé. La graisse abdominale, par exemple, est plus étroitement liée aux maladies chroniques que la graisse répartie ailleurs dans le corps.

Les Régimes Orientés pour la Perte de Poids

Le régime Hypoglucidique

Le concept de réduire l'apport en glucides pour la gestion du poids et l'amélioration de la santé n'est pas nouveau. Il trouve ses racines dans les travaux du Dr. William Banting au 19e siècle, un commerçant anglais qui a popularisé une forme précoce de régime pauvre en glucides après avoir perdu une quantité significative de poids en suivant les conseils d'un médecin. Cependant, c'est dans les années 1970 que le régime hypoglucidique a gagné en popularité avec la publication de "Dr. Atkins' Diet Revolution" par le Dr. Robert Atkins, qui a proposé une approche drastique de réduction des glucides pour induire la perte de poids et améliorer certaines conditions de santé.

Depuis lors, diverses versions du régime hypoglucidique ont émergé, chacune avec ses propres nuances mais partageant le principe central de limiter les glucides pour favoriser l'utilisation des graisses comme source principale d'énergie.

Avantages :

Perte de Poids Efficace : L'un des avantages les plus significatifs du régime hypoglucidique est sa capacité à favoriser une perte de poids rapide et efficace. En réduisant l'apport en glucides, le corps est forcé de puiser dans ses réserves de graisse pour l'énergie, ce qui entraîne une réduction de la masse grasse.

Amélioration du Contrôle Glycémique : Ce régime est particulièrement bénéfique pour les personnes ayant des problèmes de glycémie, comme le diabète de type 2, car il aide à stabiliser les niveaux de sucre dans le sang en limitant l'apport en glucides qui les élève.

Réduction de l'Appétit : Beaucoup de personnes suivant un régime hypoglucidique rapportent une diminution de l'appétit, probablement due à la stabilisation des niveaux de sucre dans le sang et à l'augmentation de la consommation de protéines et de graisses, qui sont plus satiétogènes.

Améliorations Métaboliques : Des études ont montré que les régimes faibles en glucides peuvent conduire à des améliorations dans plusieurs marqueurs de santé, y compris une baisse de la pression artérielle, une réduction des triglycérides sanguins et une amélioration du profil du cholestérol HDL (le "bon" cholestérol).

Simplicité : Pour certaines personnes, le régime hypoglucidique offre une approche diététique simple et claire, facilitant le choix des aliments et la prise de décision alimentaire quotidienne.

Inconvénients :

Restrictions Alimentaires : L'une des principales difficultés du régime hypoglucidique est sa nature restrictive. Éliminer ou réduire fortement les glucides peut limiter la variété alimentaire et exclure certains groupes d'aliments nutritifs, comme certains fruits, légumes, et grains entiers.

Effets Secondaires Potentiels : Les premières phases du régime peuvent entraîner des effets secondaires, souvent appelés la "grippe céto", caractérisés par des maux de tête, de la fatigue, des étourdissements, et de l'irritabilité, en raison de l'adaptation du corps à une consommation réduite de glucides.

Risques de Carences Nutritionnelles : Le régime hypoglucidique, surtout s'il est mal planifié, peut mener à des carences en certains nutriments essentiels, y compris les fibres, les vitamines et les minéraux, normalement apportés par les aliments riches en glucides.

Adhésion à Long Terme : Beaucoup trouvent le régime hypoglucidique difficile à maintenir sur le long terme en raison de ses restrictions alimentaires, ce qui peut conduire à un effet yoyo dans la gestion du poids.

Impact Social et Pratique : Suivre un régime hypoglucidique peut être socialement difficile, surtout lors d'événements sociaux ou de repas au restaurant, où les options faibles en glucides peuvent être limitées.

Mise en Place :

Le régime hypoglucidique se caractérise par une réduction significative de l'apport en glucides, souvent à moins de 50 grammes par jour, avec une augmentation proportionnelle des protéines et/ou des graisses pour compenser l'apport énergétique. Cette stratégie alimentaire vise à amener le corps dans un état de cétose, où il brûle des graisses plutôt que des glucides pour obtenir de l'énergie, ce qui peut conduire à une perte de poids efficace et à d'autres bénéfices métaboliques.

Les variations du régime hypoglucidique incluent le régime cétogène, strict en termes de réduction des glucides, le régime faible en glucides et riche en protéines, et le régime paléo, qui restreint les glucides provenant de sources transformées tout en mettant l'accent sur les aliments entiers.

Aliments Autorisé :

Dans le régime hypoglucidique, l'accent est mis sur la réduction de l'apport en glucides tout en favorisant une alimentation riche en protéines et en certains types de graisses. Voici une liste détaillée des aliments encouragés :

Viandes et Poissons : Toutes les formes de viandes maigres (poulet, dinde, bœuf, agneau) et poissons, y compris les poissons gras riches en oméga-3 comme le saumon et le maquereau, sont recommandées pour leur teneur élevée en protéines et en graisses saines.

Œufs : Source complète de protéines, les œufs sont fortement encouragés. Ils peuvent être consommés sous toutes leurs formes (brouillés, pochés, durs).

Légumes Non Féculents : Une grande variété de légumes verts et feuillus (épinards, kale, brocoli) ainsi que d'autres légumes comme les poivrons, les asperges, et les courgettes sont recommandés pour leur faible teneur en glucides et leur richesse en fibres et en nutriments.

Noix et Graines : Les amandes, noix, graines de chia, graines de lin sont valorisées pour leur apport en graisses saines, en protéines et en fibres.

Produits Laitiers à Teneur Réduite en Lactose : Fromages à pâte dure, yaourt grec et beurre sont généralement acceptés pour leur teneur en graisses et en protéines, avec une attention particulière aux versions à faible teneur en glucides.

Huiles Saines : L'huile d'olive extra vierge, l'huile de coco et l'huile d'avocat sont recommandées pour la cuisson et les assaisonnements, en raison de leur profil de graisses saines.

Aliments Interdits :

Le régime hypoglucidique limite ou exclut les aliments riches en glucides, ainsi que certains autres groupes d'aliments susceptibles d'augmenter l'apport en glucides ou de perturber les objectifs du régime :

Céréales et Produits Céréaliers : Pain, pâtes, riz, céréales et autres produits à base de grains, en particulier ceux raffinés, sont à éviter en raison de leur haute teneur en glucides.

Légumineuses : Haricots, lentilles et pois sont généralement limités ou exclus en raison de leur teneur en glucides.

Fruits Riches en Sucres : Bien que nutritifs, de nombreux fruits (bananes, raisins, mangues) sont limités en raison de leur teneur élevée en sucres naturels.

Sucreries et Produits Sucrés : Gâteaux, biscuits, glaces, boissons sucrées et autres confiseries sont interdits pour leur forte teneur en sucres ajoutés et en glucides.

Alcool : La plupart des boissons alcoolisées contiennent des glucides et peuvent interrompre le processus de cétose, elles sont donc à consommer avec modération ou à éviter.

Produits Transformés et Fast-Foods : Ces produits sont souvent riches en glucides, en graisses trans et en calories, tout en étant pauvres en nutriments essentiels.

Le régime Atkins

Le régime Atkins est une méthode de perte de poids à faible teneur en glucides conçue par le Dr. Robert C. Atkins, un cardiologue américain. Son livre, "Dr. Atkins' Diet Revolution", publié pour la première fois en 1972, a introduit cette approche révolutionnaire pour perdre du poids et gérer sa santé. L'idée centrale derrière le régime Atkins est que, en réduisant drastiquement l'apport en glucides, le corps est forcé d'utiliser les graisses comme principale source d'énergie, ce qui entraîne une perte de poids.

Après la publication de son livre, le régime Atkins a rapidement gagné en popularité, devenant l'une des méthodes de perte de poids les plus connues et les plus pratiquées dans le monde. Le régime a été sujet à controverse, surtout en raison de son approbation de la consommation de graisses saturées et de protéines en quantités importantes, ce qui allait à l'encontre des directives alimentaires traditionnelles de l'époque.

Au fil des années, le régime Atkins a été révisé et mis à jour pour intégrer de nouvelles connaissances nutritionnelles. La version originale a été suivie par plusieurs autres livres, y compris "Dr. Atkins' New Diet Revolution", qui a adapté certaines recommandations pour refléter une meilleure compréhension des besoins nutritionnels et de la santé cardiaque.

Avantages :

Perte de Poids Rapide : Un des avantages les plus attrayants du régime Atkins est la perte de poids rapide qu'il promet dans ses premières phases, résultant de la réduction drastique de l'apport en glucides.

Satiété et Moins de Fringales : Les aliments riches en protéines et en graisses promus par le régime Atkins peuvent augmenter la sensation de satiété, ce qui aide à réduire les fringales et à contrôler l'appétit.

Amélioration des Marqueurs de Santé Métabolique : Certaines personnes rapportent des améliorations dans les marqueurs de santé tels que le taux de cholestérol, la pression artérielle et les niveaux de sucre dans le sang, principalement en raison de la perte de poids et de la modification de la composition de l'alimentation.

Pas de Comptage Calorique : Le régime Atkins n'exige pas de compter les calories, rendant le processus de perte de poids moins fastidieux pour certaines personnes.

Alimentation Variée dans les Phases Ultérieures : Après les phases initiales très restrictives, le régime devient moins strict, permettant une plus grande variété d'aliments, y compris certains glucides.

Inconvénients :

Restrictions Alimentaires Initiales : La phase initiale du régime est très restrictive, limitant sévèrement l'apport en glucides, ce qui peut être difficile à maintenir et peut entraîner un sentiment de privation.

Effets Secondaires Potentiels : Les changements soudains dans l'alimentation peuvent provoquer des effets secondaires tels que la fatigue, des maux de tête, des étourdissements et la constipation, particulièrement au début du régime.

Risques à Long Terme : Suivre un régime riche en graisses saturées et en protéines pendant une longue période peut présenter des risques pour la santé cardiaque et pour les reins chez certaines personnes.

Reprise de Poids : Il y a un risque de reprise de poids si le régime n'est pas suivi correctement dans les phases de maintenance ou après l'arrêt du régime, surtout si les habitudes alimentaires précédentes sont reprises.

Coût Élevé : Les aliments recommandés dans le régime Atkins, tels que les viandes de haute qualité et certains produits faibles en glucides, peuvent être plus coûteux que les aliments à base de glucides.

Mise en Place :

Aliments Autorisés ou Recommandés:

Protéines

Viandes: Boeuf, porc, agneau, veau, et gibier sans ajout de glucides.

Volaille: Poulet, dinde, canard, et autres volailles, privilégiant les morceaux riches en graisses comme les cuisses.

Poissons et Fruits de Mer: Tous les types de poissons gras comme le saumon, le thon, les sardines, ainsi que les fruits de mer comme les crevettes et les crabes.

Œufs: Sous toutes leurs formes, les œufs sont une excellente source de protéines et de graisses saines.

Graisses Saines

Huiles: Huile d'olive, huile de coco, et autres huiles végétales non hydrogénées.

Beurre et Crème: Utilisés avec modération, ils ajoutent de la saveur et de la texture aux plats sans ajouter de glucides.

Fromages à Teneur Réduite en Lactose: Fromages à pâte dure et certains fromages à pâte molle.

Noix et Graines : Avec modération, en raison de leur teneur plus élevée en glucides par rapport aux autres options de snacks.

Légumes Non Féculents

Feuillus Verts et Légumes Croquants: Laitue, épinards, brocoli, chou-fleur, asperges, concombres, et autres légumes verts ou croquants sont encouragés pour leur faible teneur en glucides et leur richesse en fibres et nutriments.

Aliments Interdits ou Fortement Déconseillés :

Sucres et Confiseries: Tous les types de sucre, y compris le sucre de table, le sirop, et les produits sucrés comme les bonbons et les gâteaux.

Céréales et Produits Céréaliers: Pain, pâtes, riz, et autres céréales, surtout ceux qui sont raffinés.

Légumineuses: Haricots, lentilles, et pois, surtout dans les premières phases du régime.

Fruits: La plupart des fruits sont limités dans les premières phases en raison de leur teneur en sucre, bien que certains fruits à faible teneur en glucides puissent être réintroduits plus tard.

Produits Laitiers Riches en Lactose: Lait et certains yaourts, qui contiennent des niveaux plus élevés de lactose, un sucre naturel.

Aliments Transformés et Fast Foods: Souvent riches en glucides cachés et en graisses malsaines.

Plan d'Action :

Phase 1 : Induction (2 semaines, mais peut être prolongée selon les objectifs de perte de poids)

Apport en glucides : Environ 20 grammes de glucides nets par jour, principalement issus de légumes non féculents.

Protéines et lipides : Consommation élevée pour compenser la réduction des glucides, sans restriction spécifique de portions. Les repas sont centrés sur les viandes maigres, les poissons, les œufs, les fromages à faible teneur en lactose et les graisses saines.

But : Induire l'état de cétose, amorcer la perte de poids.

Phase 2 : Perte de Poids Continue, (durée variable, jusqu'à ce que vous soyez à environ 4,5 kg de votre objectif de poids)

Apport en glucides : Augmentation progressive de l'apport en glucides nets de 5 grammes par semaine, en introduisant plus de légumes, quelques fruits, noix et graines.

Protéines et lipides : Toujours élevés, ajustés en fonction de la satiété et des besoins énergétiques.

But : Trouver votre équilibre personnel de glucides pour continuer la perte de poids.

Phase 3 : Pré-Maintenance (Jusqu'à atteindre l'objectif de poids, généralement plusieurs semaines à plusieurs mois).

Apport en glucides : Augmentation supplémentaire de l'apport en glucides nets, par paliers de 10 grammes, pour ralentir la perte de poids et trouver le niveau de maintenance des glucides.

But : Préparer le corps à la maintenance à long terme du poids perdu.

Phase 4 : Maintenance

Apport en glucides : Vous maintenez un niveau d'apport en glucides qui vous permet de ne ni gagner ni perdre de poids, généralement entre 40 et 120 grammes de glucides nets par jour, selon votre métabolisme individuel.

Protéines et lipides : Équilibrés en fonction des apports en glucides pour soutenir une alimentation saine à long terme.

But : Maintenir le poids perdu et adopter le régime Atkins comme un mode de vie durable.

Régime Cétogène

Le régime cétogène a été développé dans les années 1920 comme une méthode de traitement pour l'épilepsie chez les enfants pour lesquels les médicaments n'étaient pas efficaces. Les chercheurs ont découvert que le jeûne améliorait les symptômes de l'épilepsie, mais étant donné que le jeûne ne pouvait pas être maintenu à long terme, ils ont cherché à développer un régime qui imiterait les effets métaboliques du jeûne.

En réduisant l'apport en glucides et en augmentant celui en graisses, le corps entre dans un état de cétose, similaire à celui induit par le jeûne, où le corps brûle des graisses pour obtenir de l'énergie au lieu de glucides.

Au fil des années, le régime cétogène a gagné en popularité non seulement comme traitement de l'épilepsie mais aussi comme méthode efficace pour la perte de poids et la gestion de diverses conditions de santé, telles que le diabète de type 2, le syndrome des ovaires polykystiques et certains cancers.

Avantages :

Perte de Poids Rapide et Efficace : L'un des avantages les plus significatifs du régime cétogène est sa capacité à induire une perte de poids rapide. En éliminant les glucides, le corps puise dans les réserves de graisse pour obtenir de l'énergie, conduisant à une réduction significative de la masse grasse.

Contrôle de l'Appétit : Le régime cétogène est réputé pour réduire l'appétit, probablement en raison de l'effet de satiété des aliments riches en graisses et en protéines, ainsi que de la stabilisation du taux de sucre dans le sang.

Amélioration Métabolique : Certaines études suggèrent que le régime cétogène peut améliorer le profil lipidique, en diminuant les niveaux de triglycérides et en augmentant le taux de HDL (le "bon" cholestérol). Il peut également réduire le taux de glucose et d'insuline dans le sang, offrant des avantages pour les personnes atteintes de diabète de type 2 ou à risque.

Potentiel Thérapeutique : Outre ses effets sur la perte de poids, le régime cétogène a été étudié pour son potentiel thérapeutique dans le traitement de diverses conditions, notamment l'épilepsie, la maladie d'Alzheimer, et certains cancers.

Inconvénients :

Effets Secondaires Initiaux : Le passage à un régime cétogène peut entraîner ce que l'on appelle la "grippe cétogène", un ensemble d'effets secondaires temporaires comprenant fatigue, maux de tête, nausées et irritabilité, résultant de l'adaptation du corps à la cétose.

Restrictions Alimentaires Sévères : Le régime cétogène exige une restriction sévère des glucides, ce qui peut rendre difficile le maintien à long terme et limiter la consommation de certains fruits, légumes et céréales entières nutritifs.

Risques Nutritionnels : La restriction prolongée des groupes d'aliments peut entraîner des carences en vitamines et minéraux essentiels, nécessitant une planification minutieuse ou une supplémentation.

Impact sur la Santé Cardiaque : Bien que le régime puisse améliorer certains marqueurs métaboliques, l'augmentation de la consommation de graisses saturées peut soulever des préoccupations concernant la santé cardiovasculaire à long terme pour certaines personnes.

Difficultés Sociales : Suivre un régime cétogène peut être socialement difficile, limitant les options lors des repas en famille ou entre amis et nécessitant une planification considérable pour rester dans les paramètres du régime.

Mise en Place :

Aliments Autorisés ou Recommandés :

Graisses et Huiles : Huile d'olive vierge extra, huile de coco, beurre clarifié et l'huile d'avocat sont encouragées pour leur teneur en graisses saines.

Aliments riches en Graisses : Avocats, noix (amandes, noix de macadamia), graines (chia, lin) et le fromage à pâte dure.

Protéines : Viandes grasses (bœuf, porc, agneau), volailles, poissons gras (saumon, maquereau, sardines), œufs entiers et fruits de mer.

Légumes Non Féculents : Feuilles vertes (épinards, kale), brocoli, chou-fleur, asperges, concombres et autres légumes à faible teneur en glucides.

Produits Laitiers à Haute Teneur en Matières Grasses : Crème épaisse, fromages à pâte dure, beurre. Les produits laitiers doivent être consommés avec modération en raison de leur contenu en glucides.

Aliments Interdits ou Fortement Déconseillés :

Céréales et Produits Céréaliers : Pain, pâtes, riz, céréales, et tout aliment à base de farine.

Légumineuses : Haricots, lentilles et pois.

Fruits : La plupart des fruits, à l'exception de petites portions de baies.

Produits Laitiers Faibles en Graisses :Lait Écrémé et Yaourts Faibles en Graisses, car souvent riches en glucides cachés.

Aliments et Boissons Sucrés : Bonbons, gâteaux, biscuits, sodas, jus de fruits et autres produits sucrés.

Aliments Transformés et Fast Foods : Ces produits sont souvent riches en sucres ajoutés, en graisses trans et en conservateurs.

Plan d'Action :

Le régime cétogène nécessite une répartition spécifique des macronutriments et un suivi dans le temps pour maintenir l'état de cétose, favorisant ainsi la perte de poids et d'autres bienfaits pour la santé. Voici un guide général sur la gestion des portions et le déroulé du régime dans le temps.

Gestion des Portions et Macronutriments

En général, la répartition des macronutriments dans un régime cétogène typique est la suivante :

70-80% des calories provenant des graisses : Les sources incluent les huiles saines, le beurre, l'avocat, les noix, les graines et les produits laitiers à haute teneur en matières grasses.

20-25% des calories provenant des protéines : Viandes, poissons, œufs, et certaines noix et graines sont d'excellentes sources.

5-10% des calories provenant des glucides : Principalement sous forme de légumes non féculents et de petites portions de baies.

La quantité spécifique de macronutriments dépendra de vos besoins caloriques individuels. Par exemple, pour un régime de 2 000 calories par jour, cela pourrait se traduire par environ 165 grammes de graisses, 100 grammes de protéines et 25 à 50 grammes de glucides.

Déroulé du Régime dans le Temps

Phase 1 - Induction :

Les deux premières semaines sont cruciales pour entrer en cétose. Limitez les glucides à 20-25 grammes par jour, en vous concentrant sur les graisses et les protéines.

Phase 2 - Équilibrage :

Après l'induction, vous pouvez augmenter légèrement l'apport en glucides (par exemple, à 30-50 grammes par jour) si vous continuez à perdre du poids et à vous sentir bien.

Phase 3 - Ajustement :

À mesure que vous approchez de votre objectif de poids, ajustez votre apport en glucides pour ralentir la perte de poids, trouvant ainsi un équilibre qui vous permet de maintenir votre poids sans regagner.

Phase 4 - Maintient :

Une fois votre objectif de poids atteint, expérimentez avec l'augmentation de l'apport en glucides jusqu'à ce que vous trouviez la quantité que vous pouvez consommer tout en maintenant votre poids et votre bien-être.

Réintroduisez les glucides progressivement : Commencez par les légumes féculents, les fruits supplémentaires et les grains entiers.

Surveillez votre réponse : Faites attention à la façon dont votre corps réagit à l'augmentation des glucides et ajustez votre alimentation en conséquence.

Maintenez une alimentation équilibrée : Continuez de privilégier les aliments entiers et minimiser les aliments transformés et les sucres ajoutés.

Régime Protéiné ou Hyperprotéiné

Le concept d'un régime riche en protéines pour la perte de poids a émergé dans les années 1960 avec le régime Stillman, créé par le Dr. Irwin Maxwell Stillman. Ce régime mettait l'accent sur la consommation de protéines maigres, de fruits de mer, d'œufs et de fromage cottage, tout en limitant considérablement les graisses, les glucides et les calories. Cependant, c'est dans les années 1970 que le régime hyperprotéiné a vraiment pris son envol avec le régime Atkins, développé par le Dr. Robert Atkins. Le régime Atkins encourageait une forte consommation de protéines et de graisses tout en réduisant drastiquement les glucides. Ce régime a connu plusieurs vagues de popularité, notamment au début des années 2000, et a contribué à l'intérêt général pour les régimes faibles en glucides et riches en protéines.

Dans les décennies suivantes, plusieurs variations du régime hyperprotéiné ont émergé, chacune avec ses propres règles et recommandations, mais toutes partageant l'objectif commun de favoriser la perte de poids par une alimentation riche en protéines. Ces régimes gagnent en popularité grâce à leur promesse de perte de poids rapide tout en minimisant la faim et en préservant la masse musculaire.

Avantages :

Perte de Poids Rapide : Le régime protéiné est souvent associé à une perte de poids rapide en raison de l'accent mis sur la consommation élevée de protéines, ce qui peut favoriser la satiété et réduire l'apport calorique total.

Préservation de la Masse Musculaire : En augmentant la consommation de protéines, ce régime vise à minimiser la perte de masse musculaire pendant la perte de poids, ce qui est un avantage pour ceux qui cherchent à tonifier leur silhouette.

Contrôle de l'Appétit : Les protéines ont tendance à être plus rassasiantes que les glucides, ce qui peut contribuer à un meilleur contrôle de l'appétit et à une réduction des fringales.

Métabolisme : Une consommation élevée de protéines peut augmenter le métabolisme, favorisant ainsi une dépense calorique supérieure.

Inconvénients :

Carence Nutritionnelle Potentielle : En mettant l'accent sur les protéines, il peut y avoir un risque de carence en nutriments essentiels si d'autres groupes alimentaires sont négligés, ce qui peut avoir des implications pour la santé à long terme.

Charge Rénales : Des niveaux élevés de protéines peuvent surcharger les reins chez certaines personnes, ce qui peut être problématique, en particulier pour ceux ayant des problèmes rénaux préexistants.

Effet yoyo : Après l'arrêt du régime, un effet rebond de prise de poids peut survenir, rendant la perte de poids non durable à long terme.

Mise en Place :

Aliments Autorisé :

Protéines maigres : Viandes maigres comme le poulet, la dinde sans peau, le bœuf maigre, et le veau sont d'excellentes sources de protéines avec peu de graisses saturées.

Poissons et fruits de mer : Privilégiez les poissons riches en oméga-3 comme le saumon, le thon, les sardines, ainsi que les fruits de mer pour leurs protéines de haute qualité.

Produits laitiers faibles en gras : Incluez dans votre alimentation des yaourts grecs, du fromage cottage, et du lait écrémé ou demi-écrémé pour leurs protéines et leur faible teneur en matières grasses.

Légumineuses : Les haricots, lentilles, pois chiches offrent des protéines végétales, en plus d'être de bonnes sources de fibres.

Œufs : Les œufs sont une source complète de protéines et peuvent être consommés de diverses manières, du dur au brouillé.

Sources végétales de protéines : Pour les végétariens ou ceux qui cherchent à réduire leur consommation de viande, le tofu, les graines de chia, et les noix sont d'excellentes options.

Aliments Interdits:

Sucres et glucides raffinés : Évitez les aliments riches en sucres ajoutés et en glucides raffinés, comme les boissons sucrées, les gâteaux, les biscuits, et le pain blanc, qui peuvent entraver la perte de poids et provoquer des pics de glycémie.

Graisses saturées et trans : Limitez la consommation d'aliments riches en graisses saturées et trans, tels que les viandes grasses, la charcuterie, les produits laitiers entiers, et certains produits transformés, pour maintenir une bonne santé cardiaque.

Alcool : L'alcool doit être consommé avec modération ou même évité, car il est riche en calories et peut donc ralentir le processus de perte de poids.

Plan d'action :

Pour structurer un régime hyperprotéiné efficacement, il est essentiel de définir des portions précises de macronutriments (protéines, glucides, lipides) par repas et par jour, ainsi que de suivre un plan progressif qui adapte l'apport alimentaire au fil du temps. Cela aide à maximiser la perte de poids tout en assurant une transition sécuritaire vers une alimentation normale. Voici un cadre général basé sur des pratiques courantes et des recommandations nutritionnelles. Toutefois, il est crucial de personnaliser ce plan en fonction des besoins individuels et des conseils d'un professionnel de santé.

Portions de Macronutriments

Protéines: Pour un régime hyperprotéiné, l'apport en protéines pourrait être fixé à environ 1,2 à 2,2 grammes par kilogramme de poids corporel par jour, particulièrement pour ceux qui sont actifs physiquement. Pour une personne pesant 70 kg, cela se traduit par 84 à 154 g de protéines par jour.

Glucides: L'apport en glucides varie en fonction du niveau d'activité et des objectifs de perte de poids, mais une fourchette de 20 à 50 g de glucides nets par jour est courante dans les premières phases, augmentant progressivement pour intégrer plus de légumes non féculents et de petites quantités de fruits.

Lipides: Les lipides seront ajustés en fonction des besoins caloriques totaux et de l'apport en protéines et en glucides, mais un apport modéré à élevé en graisses saines (huiles végétales, noix, avocats) est recommandé pour compenser la réduction des glucides.

Exemple de Déroulé du Régime dans le Temps

Semaines 1-2: Introduction

Protéines: Élevées, avec chaque repas contenant une source significative de protéines.

Glucides: Très limités pour induire la cétose, favorisant la perte de poids rapide.

Lipides: Modérés à élevés pour maintenir l'énergie.

Exemple: Viande maigre, poisson, œufs, légumes non féculents.

Semaines 3-4: Adaptation

Ajustement des portions pour incorporer plus de variété de légumes, augmentant légèrement l'apport en glucides complexes.

Introduction de fruits à faible indice glycémique en petites quantités.

Mois 2-3: Stabilisation

Augmentation progressive des glucides en intégrant des fruits, des légumineuses et des céréales complètes, tout en surveillant la réaction du corps.

Réajustement des lipides en fonction des besoins énergétiques et de la satiété.

Au-delà de 3 Mois: Transition vers une alimentation normale

Équilibrage des macronutriments selon les recommandations générales de santé, avec un focus sur le maintien de la masse musculaire et la prévention de la reprise de poids.

Introduction graduelle de plus de variétés de fruits, de légumes, de grains entiers, tout en contrôlant les portions et la réponse du poids.

L'adoption d'un régime hyperprotéiné nécessite une approche équilibrée et consciente pour assurer non seulement une perte de poids efficace mais aussi le maintien de la santé globale. Il est essentiel de consulter un professionnel de santé avant de commencer un tel régime, surtout si vous avez des conditions médicales préexistantes.

Le régime Dukan

Le régime Dukan a été créé par le Dr. Pierre Dukan, un médecin français spécialisé dans le comportement alimentaire et la rééducation nutritionnelle.

Le régime a gagné en popularité après la publication du livre "Je ne sais pas maigrir" par le Dr. Dukan en 2000. Ce régime a attiré l'attention internationale et est devenu particulièrement populaire en France avant de gagner d'autres pays.

Le régime Dukan est un régime hyperprotéiné et hypocalorique,. Le seul objectif de ce régime est d'induire une perte de poids rapide et considérable, en dépit des risques que cela représente sur la santé.

Ses effets agressifs sur les organes et les mécanismes de l'organisme en font un régime dangereux, contre-indiqué à de nombreuses personnes. L'importance d'une approche équilibrée et d'un suivi médical est souvent soulignée pour ceux qui choisissent d'adopter cette méthode de perte de poids. De plus, il provoque pour beaucoup un effet yoyo considérable.

Avantages :

Perte de Poids Rapide : Le régime Dukan est conçu pour offrir une perte de poids rapide, surtout dans sa première phase, ce qui peut être très motivant pour ceux qui cherchent à perdre du poids de manière significative et rapide.

Bien Structuré : Avec ses quatre phases distinctes (Attaque, Croisière, Consolidation, Stabilisation), le régime offre une structure claire et des règles spécifiques, ce qui peut aider à suivre le programme de manière disciplinée.

Riche en Protéines : Le régime met l'accent sur une consommation élevée de protéines, ce qui peut contribuer à augmenter la satiété, à réduire l'appétit, et à maintenir la masse musculaire pendant la perte de poids.

Pas de Comptage Calorique : Il n'est pas nécessaire de compter les calories dans le régime Dukan, ce qui simplifie le processus de perte de poids pour de nombreuses personnes.

Inconvénients :

Restrictions Alimentaires Sévères : Le régime est très restrictif, surtout dans les premières phases, ce qui peut rendre difficile le suivi à long terme et peut limiter l'apport en certains nutriments essentiels.

Risques Potentiels pour la Santé : La forte consommation de protéines et la restriction d'autres groupes alimentaires peuvent présenter des risques pour la santé, notamment pour les reins et le système cardiovasculaire, et peuvent conduire à des carences nutritionnelles.

Effets Secondaires : Les effets secondaires tels que la fatigue, la mauvaise haleine, la constipation et la sécheresse buccale sont courants, surtout dans les premières phases du régime.

Manque de Flexibilité : Le régime peut être difficile à suivre et peut limiter les interactions sociales et les repas en famille ou avec des amis, en raison de ses restrictions alimentaires strictes.

Effet Yo-Yo : Bien que le régime propose une phase de stabilisation pour maintenir la perte de poids, certains trouvent difficile de suivre les directives à long terme, ce qui peut conduire à une reprise de poids importante.

Mise en Place :

Le régime Dukan est structuré en quatre phases, chacune avec des règles spécifiques destinées à faciliter la perte de poids rapide et durable.

Aliments Autorisés dans le Régime Dukan :

Phase 1: Attaque

Protéines Pures : Viandes maigres (boeuf, veau, lapin), volaille sans peau, jambon maigre, poisson, fruits de mer, œufs, produits laitiers à 0% de matière grasse. Ces aliments peuvent être consommés à volonté.

Phase 2: Croisière

Protéines Pures et Légumes : Tous les aliments de la phase d'attaque plus une sélection de légumes (éviter ceux riches en amidon comme les pommes de terre, le maïs, les pois, les lentilles, les avocats). Les légumes peuvent être consommés crus, cuits, en soupe.

Phase 3: Consolidation

Réintroduction de Certains Aliments : En plus des aliments des phases précédentes, cette phase permet de réintroduire le pain complet, le fromage, les fruits (un fruit par jour), et les portions de féculents deux fois par semaine.

Phase 4: Stabilisation

Alimentation Équilibrée : Aucun aliment spécifiquement recommandé, mais un jour par semaine doit être consacré à manger uniquement des protéines pures comme dans la phase d'attaque. Le son d'avoine quotidien et l'activité physique régulière sont également fortement recommandés.

Aliments Interdits ou Fortement Déconseillés :

Toutes Phases

Aliments Riches en Graisses et Sucres : Aliments frits, snacks sucrés, desserts riches en sucre et en matières grasses, boissons sucrées et alcoolisées.

Céréales et Légumineuses : Pain (sauf complet en phase de consolidation), pâtes, riz, et autres céréales; légumineuses (sauf portions contrôlées en phase de consolidation).

Phase 1 et 2

Fruits et Féculents : Tous les fruits et aliments féculents sont à éviter jusqu'à la phase de consolidation.

Produits Laitiers Entiers : Produits laitiers riches en matières grasses.

Phase 3: Consolidation

Modération Requise : Bien que certains aliments soient réintroduits, leur consommation doit être modérée et contrôlée pour éviter une reprise de poids.

Plan d'Action :

Le régime Dukan est structuré en quatre phases principales, chacune avec ses propres directives concernant les portions de protéines, de glucides et de lipides. Voici une vue d'ensemble de ces phases et des recommandations pour une transition vers une alimentation normale après avoir atteint vos objectifs de perte de poids.

Phase 1: Attaque, durée de 1 à 7 jours

Protéines: Consommation illimitée de 68 aliments riches en protéines, comme la viande maigre, les œufs, le poisson et les produits laitiers non gras.

Glucides et Lipides: Très faible apport en glucides et en lipides. Les seuls glucides proviennent du son d'avoine obligatoire (1,5 à 2 cuillères à soupe par jour).

Phase 2: Croisière, jusqu'à atteindre le poids désiré, avec une perte de poids moyenne de 1 kg par semaine.

Protéines et Légumes: Alternance de jours de protéines pures (comme dans la phase d'attaque) et de jours de protéines accompagnées de légumes non féculents. La consommation de son d'avoine augmente légèrement (2 cuillères à soupe par jour).

Phase 3: Consolidation (10 jours de consolidation pour chaque kilogramme perdu).

Réintroduction de certains glucides et lipides: Cette phase permet la réintroduction contrôlée de fruits, de fromages, de pains complets et de portions de féculents deux fois par semaine, ainsi que de repas de gala (repas libres) deux fois par semaine.

Phase 4: Stabilisation (à vie)

Alimentation équilibrée: Aucune restriction spécifique sur les portions de macronutriments, mais un jour de protéines pures par semaine est obligatoire, ainsi que la consommation quotidienne de 3 cuillères à soupe de son d'avoine.

Le régime Dukan peut offrir un cadre pour la perte de poids rapide, mais comme pour tout régime, il est important de transitionner vers une alimentation équilibrée à long terme pour maintenir la santé et le poids de manière durable. La consultation d'un professionnel de la santé ou d'un nutritionniste est conseillée pour personnaliser votre approche alimentaire en fonction de vos besoins individuels et de votre mode de vie.

Le régime Amidon de McDougall

Le régime amidon, également connu sous le nom de "The Starch Solution", a été développé par le Dr. John McDougall. Ce régime se base sur la conviction que la consommation d'aliments riches en amidon, accompagnés de fruits et de légumes, est la clé d'une perte de poids saine, du maintien de la santé et de la prévention des maladies. Le Dr. McDougall, un médecin spécialisé en médecine interne, s'appuie sur des principes de nutrition végétale et met en avant les bienfaits d'un régime alimentaire à base de plantes, pauvre en graisses et sans produits d'origine animale.

L'intérêt du Dr. McDougall pour les bienfaits des régimes à base de plantes a commencé dans les années 1970, lorsqu'il travaillait en tant que médecin à Hawaï. Il a observé que ses patients âgés, qui suivaient un régime traditionnel asiatique riche en riz et autres amidons, étaient plus minces et en meilleure santé que leurs descendants qui adoptaient des habitudes alimentaires occidentales. Ces observations l'ont conduit à approfondir ses recherches sur l'impact des régimes à base de plantes sur la santé.

Avantages :

Perte de Poids : Un des avantages principaux du régime amidon de McDougall est sa capacité à favoriser une perte de poids efficace sans nécessiter le comptage des calories. En se concentrant sur les aliments à faible densité énergétique, comme les amidons, les fruits et les légumes, les participants peuvent se sentir rassasiés tout en consommant moins de calories.

Santé Cardiovasculaire : Le régime met l'accent sur les aliments entiers à base de plantes, pauvres en graisses, ce qui peut contribuer à améliorer la santé cardiovasculaire. La réduction de la consommation de graisses saturées et de cholestérol, typique des produits animaliers, peut aider à réduire le risque de maladies cardiaques.

Contrôle de la Glycémie : Pour les personnes atteintes de diabète de type 2 ou préoccupées par leur glycémie, ce régime peut offrir des avantages significatifs. Les aliments à base de plantes et riches en fibres favorisent un meilleur contrôle de la glycémie.

Impact Environnemental Réduit : Adopter une alimentation principalement à base de plantes est bénéfique pour l'environnement. La production alimentaire à base de plantes nécessite généralement moins de ressources et produit moins de gaz à effet de serre par rapport à l'élevage d'animaux.

Simplicité et Accessibilité : Les aliments de base du régime, comme les pommes de terre, le riz et les légumes, sont non seulement nutritifs mais aussi économiques et accessibles, rendant ce régime pratique pour un large éventail de personnes.

Inconvénients :

Restrictif : Le régime peut être perçu comme restrictif, car il exclut tous les produits animaliers, les huiles et les aliments transformés. Cette restriction peut rendre le régime difficile à suivre à long terme pour certaines personnes.

Risque de Carences Nutritionnelles : Bien que le régime puisse fournir une abondance de certains nutriments, l'exclusion des produits animaliers augmente le risque de carences en vitamine B12, en fer, en calcium et en oméga-3. Une supplémentation peut être nécessaire.

Adaptation Sociale : Suivre le régime peut présenter des défis sociaux et culinaires, surtout lors d'événements ou voyages, où les options conformes au régime peuvent être limitées.

Manque de Variété : Certaines personnes peuvent trouver le régime monotone en raison de sa forte dépendance aux amidons. Un manque de variété peut affecter la satisfaction à long terme.

Potentiel Impact sur la Performance Athlétique : Les athlètes ou les individus très actifs pourraient trouver que le régime n'offre pas suffisamment de protéines ou d'énergie pour soutenir leurs niveaux d'activité élevés.

Mise en Place :

Aliments Autorisés :

Amidons: La base de l'alimentation doit être composée d'amidons comme les pommes de terre, le riz complet, le maïs, les pâtes de blé entier, les patates douces, et les légumineuses (haricots, lentilles, pois).

Légumes: Un accent fort est mis sur les légumes, tant crus que cuits, pour leurs fibres, vitamines, et minéraux.

Fruits: Les fruits entiers sont encouragés pour leur teneur en nutriments et en fibres.

Céréales complètes: Privilégiez les céréales complètes aux céréales raffinées pour un meilleur profil nutritionnel.

Aliments Interdits :

Produits animaliers : Tous les produits d'origine animale, y compris la viande, la volaille, les fruits de mer, les œufs, et les produits laitiers, sont exclus du régime.

Huiles et graisses ajoutées: Les huiles, même celles considérées comme saines, comme l'huile d'olive ou de noix de coco, sont à éviter.

Aliments hautement transformés: Les aliments transformés qui contiennent des additifs, des conservateurs, et des quantités élevées de sucre et de sel sont à limiter.

Alcool et boissons sucrées: Les boissons alcoolisées et les boissons sucrées, y compris les jus de fruits commerciaux, sont à consommer avec modération ou à éviter.

Plan d'action :

Le régime amidon de McDougall, centré sur une alimentation à base de plantes, ne précise pas strictement les portions de macronutriments (protéines, glucides, lipides) par repas de manière aussi détaillée que certains autres régimes. Cependant, voici une approche générale basée sur les principes du régime et des connaissances nutritionnelles communes pour structurer une alimentation équilibrée selon ce modèle. Pour des recommandations spécifiques et personnalisées, il est toujours conseillé de consulter un professionnel de la santé ou un nutritionniste.

Portions de Macronutriments

Dans le cadre du régime amidon de McDougall, la majorité de l'apport énergétique provient des amidons (pommes de terre, riz, légumineuses, etc.), complétés par des fruits et légumes. Voici une répartition générale :

Glucides: Comme les amidons sont l'élément central, ils peuvent constituer environ 70-80% de l'apport calorique quotidien.

Protéines: Les protéines proviendront principalement des légumineuses, des grains entiers et dans une moindre mesure, des légumes, constituant environ 10-15% de l'apport calorique.

Lipides: Naturellement faible en graisses, l'apport en lipides pourrait représenter environ 10% ou moins de l'apport calorique, provenant principalement des aliments entiers comme les avocats, les noix et les graines, en quantités limitées.

Déroulé du Régime dans le Temps

Phase 1: Introduction (Semaines 1-2)

Concentrez-vous sur l'adaptation à une alimentation riche en amidons, avec des portions généreuses de pommes de terre, de riz complet, de légumineuses, accompagnées de légumes et de fruits.

Limitez l'ajout de graisses et évitez complètement les produits animaux et les aliments transformés.

Phase 2: Consolidation (Semaines 3-4)

Continuez avec la base d'amidons tout en augmentant la variété des légumes et en introduisant plus de fruits dans votre alimentation.

Expérimentez avec différentes sources d'amidons comme le quinoa, l'orge, et les patates douces.

Phase 3: Stabilisation (Mois 2-3)

À ce stade, votre alimentation devrait être bien établie autour des principes du régime.

Vous pouvez commencer à réintroduire en très petites quantités des aliments plus riches en graisses, comme les avocats et les noix, tout en surveillant l'impact sur votre poids et votre santé.

Phase 4: Transition vers une Alimentation Normale (Après 3 Mois)

Réévaluez vos besoins nutritionnels et ajustez votre apport en fonction de vos objectifs de santé à long terme.

Si vous souhaitez réintroduire d'autres aliments, faites-le progressivement tout en maintenant l'accent sur les aliments entiers à base de plantes.

Retrouver une Alimentation Normale

Après avoir atteint vos objectifs avec le régime amidon de McDougall, réintroduire d'autres aliments devrait se faire attentivement pour maintenir les bénéfices obtenus :

Réintroduction progressive : Commencez par de petites quantités d'aliments auparavant limités, en observant l'effet sur votre corps.

Équilibre des macronutriments : Visez une répartition équilibrée des macronutriments adaptée à vos activités et à vos besoins.

Suivi : Continuez à surveiller votre poids, votre bien-être et d'autres indicateurs de santé pour ajuster votre alimentation au besoin.

Il est important de rappeler que le passage à une alimentation plus diversifiée doit toujours garder un œil sur la qualité des aliments consommés, en privilégiant les choix nutritifs et en limitant les aliments hautement transformés.

Le régime Hypocalorique

Le concept du régime hypocalorique n'est pas nouveau et remonte à plusieurs siècles, mais c'est au 20e siècle que son utilisation a été formalisée et étudiée de manière plus scientifique pour la perte de poids et la gestion de la santé. Le principe fondamental du régime hypocalorique est basé sur la théorie de l'équilibre énergétique, qui postule que la perte de poids se produit lorsque l'apport énergétique (calories consommées à travers l'alimentation) est inférieur à la dépense énergétique (calories brûlées par le métabolisme et l'activité physique).

Les premières utilisations documentées du principe hypocalorique pour la gestion du poids remontent aux années 1900, lorsque les médecins ont commencé à prescrire des régimes alimentaires restreints en calories à leurs patients pour traiter l'obésité. Toutefois, c'est au cours de la seconde moitié du 20e siècle que la recherche scientifique a commencé à explorer plus en profondeur les effets de la restriction calorique sur la longévité et les maladies chroniques, notamment à travers des études sur les animaux qui ont montré que la restriction calorique pouvait prolonger la durée de vie et réduire la prévalence de certaines maladies.

Avantages :

Perte de Poids Efficace : L'un des avantages les plus significatifs du régime hypocalorique est sa capacité à produire une perte de poids efficace. En consommant moins de calories que ce que le corps utilise, on crée un déficit énergétique qui force le corps à puiser dans ses réserves de graisse pour l'énergie, entraînant ainsi une perte de poids.

Amélioration de la Santé Métabolique : La réduction de l'apport calorique peut améliorer divers indicateurs de santé métabolique, tels que la réduction de la pression artérielle, l'amélioration des profils lipidiques et la diminution du risque de maladies cardiovasculaires.

Flexibilité : Comparé à d'autres régimes plus restrictifs, le régime hypocalorique offre une certaine flexibilité dans le choix des aliments, tant que l'apport calorique global reste inférieur aux dépenses énergétiques. Cette flexibilité peut rendre le régime plus facile à suivre sur le long terme.

Potentiel Anti-âge : Certaines recherches suggèrent qu'une réduction de l'apport calorique pourrait avoir des effets bénéfiques sur la longévité et retarder les signes de vieillissement, bien que des études supplémentaires soient nécessaires pour confirmer ces effets chez l'humain.

Inconvénients :

Risque de Carences Nutritionnelles : Sans une planification attentive, réduire l'apport calorique peut conduire à des carences en vitamines, minéraux et autres nutriments essentiels, affectant ainsi la santé globale.

Sensation de Faim et Fatigue : Un apport calorique insuffisant peut entraîner des sensations de faim, de la fatigue et une baisse de l'énergie, rendant le régime difficile à maintenir sur le long terme et pouvant affecter la qualité de vie.

Effet Yoyo : Comme pour de nombreux régimes de perte de poids, le régime hypocalorique peut conduire à un effet yoyo, où le poids perdu est rapidement regagné une fois le régime terminé ou les habitudes alimentaires normales reprises.

Ralentissement du Métabolisme : Une réduction drastique de l'apport calorique peut ralentir le métabolisme, car le corps s'adapte à consommer moins d'énergie. Ce ralentissement métabolique peut rendre la perte de poids plus difficile au fil du temps et contribuer à la reprise de poids.

Mise en place :

Le régime hypocalorique consiste à réduire l'apport calorique quotidien en dessous des besoins énergétiques estimés de l'individu, tout en s'efforçant de maintenir un apport nutritionnel équilibré. Il n'y a pas de plan alimentaire unique pour un régime hypocalorique ; les plans peuvent varier considérablement en fonction des objectifs de perte de poids, des préférences alimentaires et du style de vie de chaque individu. En général, un régime hypocalorique peut impliquer la consommation de 1 200 à 1 500 calories par jour pour les femmes et de 1 500 à 1 800 calories par jour pour les hommes, ces chiffres pouvant varier en fonction de nombreux facteurs, y compris l'âge, le poids actuel, le niveau d'activité physique et la santé globale.

Les principes clés de la mise en œuvre d'un régime hypocalorique incluent:

Choix alimentaires équilibrés: Privilégier les aliments riches en nutriments mais faibles en calories, tels que les fruits, les légumes, les grains entiers, et les protéines maigres.

Contrôle des portions: Être conscient de la taille des portions pour éviter de consommer trop de calories.

Surveillance régulière: Suivre l'apport calorique et l'activité physique pour s'assurer que le déficit calorique est maintenu de manière saine.

Plan d'action :

Répartition des Macronutriments

Dans un régime hypocalorique typique, la répartition des macronutriments pourrait ressembler à ce qui suit :

Protéines: 20-30% de l'apport calorique total. Essentielles pour la réparation et la construction musculaire, et pour la sensation de satiété.

Glucides: 45-55% de l'apport calorique total. Fournissent l'énergie nécessaire au fonctionnement de l'organisme.

Lipides: 20-35% de l'apport calorique total. Importants pour la santé hormonale et l'absorption de certaines vitamines.

Portions Quotidiennes

Pour un régime de 1 500 calories par jour, voici un exemple de répartition :

Protéines: Environ 75 à 112,5 g par jour.

Glucides: Environ 169 à 206 g par jour.

Lipides: Environ 33 à 58 g par jour.

Déroulé du Régime dans le Temps

Semaine 1-2: Phase d'adaptation

Réduisez progressivement l'apport calorique pour permettre à votre corps de s'habituer à un apport énergétique inférieur.

Concentrez-vous sur une alimentation équilibrée riche en légumes, fruits, grains entiers et sources de protéines maigres.

Semaine 3-4: Évaluation et ajustement

Évaluez votre sensation de faim, votre niveau d'énergie et votre progression de perte de poids. Ajustez votre apport calorique si nécessaire.

Introduisez une plus grande variété d'aliments pour éviter la monotonie alimentaire et garantir une gamme complète de nutriments.

Mois 2-3: Stabilisation

À ce stade, vous pourriez commencer à voir des résultats significatifs. Continuez à suivre votre plan tout en ajustant selon vos besoins énergétiques et votre appétit.

Expérimentez avec de nouvelles recettes et aliments pour maintenir votre motivation.

Après 3 Mois: Transition vers une alimentation normale

Commencez à augmenter lentement votre apport calorique vers un niveau de maintenance tout en surveillant votre poids.

Réintroduisez progressivement des aliments plus caloriques tout en maintenant l'équilibre des macronutriments.

Retrouver une Alimentation Normale

Après avoir atteint votre objectif de perte de poids avec un régime hypocalorique, il est important de maintenir une alimentation équilibrée pour éviter l'effet yoyo :

Augmentation graduelle des calories: Ajoutez progressivement des calories à votre alimentation pour trouver un équilibre qui vous permet de maintenir votre poids sans en prendre.

Surveillance continue: Continuez à surveiller votre poids et ajustez votre apport calorique en fonction de vos besoins et de votre niveau d'activité.

Alimentation équilibrée: Assurez-vous que votre alimentation reste riche en nutriments, avec un bon équilibre de protéines, glucides et lipides.

L'approche graduelle et la surveillance continue sont essentielles pour réussir la transition vers une alimentation normale après un régime hypocalorique, en évitant la reprise de poids tout en profitant d'une plus grande variété d'aliments.

Régime se basant sur l'hypocalorie:

Régime Weight Watchers (WW)

Principales différences: Weight Watchers utilise un système de points pour guider la perte de poids, où les aliments sont attribués un certain nombre de points basés sur leur contenu nutritionnel. Les utilisateurs disposent d'un nombre quotidien de points à ne pas dépasser, ce qui conduit à une restriction calorique.

Régime Montignac

Le régime Montignac a été créé par Michel Montignac, un pharmacologue français, dans les années 1980. Confronté à des problèmes de poids personnels et au diabète dans sa famille, Montignac a développé cette méthode alimentaire en réponse à l'inefficacité des régimes hypocaloriques traditionnels et à la montée des maladies métaboliques. Il a mis en avant l'importance de l'indice glycémique (IG) des aliments, une mesure de leur impact sur le niveau de glucose sanguin, comme clé de la perte de poids et de la prévention des maladies chroniques.

Michel Montignac était l'un des premiers à populariser l'idée que "ce n'est pas le gras qui fait grossir, mais le sucre". Son approche se distingue par le fait qu'elle ne se base pas sur le comptage des calories mais sur le choix d'aliments en fonction de leur IG. Le régime Montignac a gagné en popularité dans les années 1990 et au début des années 2000, avec la publication de plusieurs livres et la création de produits diététiques estampillés Montignac.

Avantages :

Stabilité Glycémique : En se concentrant sur les aliments à faible IG, le régime aide à maintenir des niveaux de sucre dans le sang plus stables, réduisant ainsi les pics d'insuline. Cela peut faciliter la perte de poids en diminuant le stockage des graisses et en augmentant la satiété.

Perte de Poids Durable : Plutôt que de se concentrer sur la restriction calorique, le régime Montignac encourage à manger sainement, ce qui peut conduire à une perte de poids durable sans sensation de privation.

Réduction du Risque de Diabète de Type 2 : Le régime peut réduire le risque de développer un diabète de type 2 chez les personnes à risque en améliorant la sensibilité à l'insuline et le contrôle glycémique.

Santé Cardiovasculaire : Il a également été suggéré que le régime Montignac pourrait améliorer les profils lipidiques, réduisant ainsi le risque de maladies cardiovasculaires.

Alimentation Variée : Le régime ne se concentre pas sur l'élimination de groupes alimentaires entiers mais sur le choix d'options plus saines, permettant une grande diversité dans l'alimentation.

Inconvénients :

Suivi de l'Indice Glycémique : Comprendre et suivre l'IG des aliments peut s'avérer complexe et décourageant pour certains, nécessitant un apprentissage et une planification considérables.

Variabilité de l'IG : L'IG d'un aliment peut varier en fonction de nombreux facteurs, tels que la maturité, la cuisson et la transformation, ce qui peut rendre difficile le choix des aliments appropriés.

Difficultés Sociales et Pratiques : Les restrictions basées sur l'IG peuvent limiter les options alimentaires lors de repas sociaux ou en dehors de la maison, rendant le régime difficile à maintenir à long terme.

Mise en Place :

Principes Fondamentaux :

Indice Glycémique (IG) : Le régime classe les aliments en fonction de leur IG, préconisant une consommation d'aliments à faible IG (<55) pour maintenir des niveaux de glucose sanguin stables et éviter les pics d'insuline.

Deux Phases : Le régime se divise en deux phases principales. La phase 1 ("Perte de Poids") se concentre sur la perte de poids avec une restriction plus stricte des aliments à IG élevé. La phase 2 ("Stabilisation") permet une réintroduction graduelle de certains aliments à IG modéré, visant à maintenir le poids idéal à long terme.

Aliments Autorisés ou Recommandés :

Fruits et Légumes à Faible IG : Les légumes non féculents et la plupart des fruits, particulièrement ceux avec un IG inférieur à 55. Les légumes verts, les baies, les pommes, et les poires sont d'excellents choix. Ils fournissent des vitamines, des minéraux, des fibres et des antioxydants essentiels, tout en ayant un faible impact sur la glycémie.

Céréales Complètes et Légumineuses : Grains entiers comme le quinoa, l'orge perlé, le riz basmati complet, et les légumineuses (lentilles, pois chiches, haricots noirs) sont encouragés pour leur faible IG et leur contribution à la satiété, ainsi qu'à l'apport en fibres et en protéines.

Viandes, Poissons et Œufs : Les sources de protéines maigres telles que le poulet, le poisson (en particulier les poissons gras riches en oméga-3), et les œufs sont recommandées. Elles aident à construire et à réparer les tissus corporels sans affecter significativement les niveaux de sucre dans le sang.

Huiles et Gras Non Saturés : L'huile d'olive extra vierge, l'huile de colza, les noix et les avocats sont valorisés pour leur apport en acides gras monoinsaturés et polyinsaturés. Ces graisses sont bénéfiques pour la santé cardiovasculaire et contribuent également à la sensation de satiété.

Produits Laitiers : Les produits laitiers à faible teneur en matières grasses et à faible IG, tels que les yaourts naturels et le fromage frais, peuvent être inclus. Ils fournissent du calcium et des protéines, mais doivent être consommés avec discernement en raison de leur potentiel impact sur l'IG.

Aliments à Éviter ou Fortement Déconseillés :

Produits Raffinés et Sucrés : Pain blanc, pâtes blanches, riz blanc, et sucreries sont à éviter. Ces aliments provoquent des pics de glycémie et peuvent contribuer à l'insulino-résistance à long terme.

Blé et Variétés Modifiées : Le régime Montignac recommande d'éviter les céréales modernes en raison de leur IG élevé et de leur impact négatif sur la gestion du poids et de la glycémie.

Snacks et Plats Préparés : Les aliments transformés, qui contiennent souvent des sucres ajoutés, des graisses trans et une multitude d'additifs, sont fortement déconseillés. Ces produits peuvent perturber l'équilibre métabolique et contribuer à divers problèmes de santé.

Sucres Simples et Boissons Sucrées : Les boissons gazeuses, les jus de fruits industriels et les confiseries, qui sont chargés de sucres simples, doivent être évités. Ces aliments contribuent à l'augmentation rapide de la glycémie et à l'accumulation de graisse corporelle.

Alcool : Il doit être consommé avec modération en raison de son effet sur la glycémie et le métabolisme.

Le régime Dissocié

Le concept de régime dissocié est basé sur l'idée que certaines combinaisons d'aliments peuvent entraver la digestion et l'assimilation des nutriments, ou même favoriser le stockage des graisses.

L'histoire du régime dissocié remonte au début du 20e siècle, avec le travail du Dr. William Howard Hay. Introduit dans les années 1910, le Régime Hay est probablement l'un des premiers exemples de régime dissocié. Dr. Hay suggérait que combiner des aliments riches en protéines avec des aliments riches en glucides dans le même repas pouvait causer des problèmes de santé et contribuer à la prise de poids.

Cette idée a conduit à la création de diverses approches de régime dissocié au fil des ans, chacune avec ses propres règles sur la meilleure façon de combiner ou de séparer les groupes alimentaires pour optimiser la santé et la perte de poids.

Avantages :

Simplicité et Facilité : Le régime dissocié est relativement simple à comprendre et à adopter, sans nécessiter un comptage strict des calories ou des macros.

Variété Alimentaire : En encourageant la rotation des groupes d'aliments, ce régime peut conduire à une plus grande variété dans l'alimentation, favorisant ainsi l'apport en différents nutriments.

Potentiel Amélioration de la Digestion : Certains adeptes rapportent une amélioration de leur digestion et un confort gastro-intestinal accru, possiblement dû à une réduction des combinaisons alimentaires complexes.

Conscience Alimentaire Accrue : Ce régime encourage à prêter davantage attention à ce que l'on mange, ce qui peut aider à identifier les aliments qui causent des problèmes digestifs ou d'autres réactions indésirables.

Inconvénients :

Manque de Bases Scientifiques : L'idée que la dissociation des aliments facilite la digestion ou favorise la perte de poids de manière significative n'est pas étayée par des preuves scientifiques robustes.

Attention au Déséquilibre Nutritionnel : Le fait de ne pas combiner certains groupes d'aliments peut rendre plus difficile l'obtention d'un équilibre nutritionnel, surtout en ce qui concerne les protéines complètes, les vitamines et les minéraux.

Complexité et Restrictions : Bien que le concept puisse sembler simple, suivre les règles spécifiques de dissociation peut devenir complexe et restrictif, limitant les options alimentaires et sociales.

Risque d'Effet Yo-Yo : Comme pour de nombreux régimes restrictifs, il y a un risque de reprise de poids une fois que les restrictions alimentaires sont levées ou si le régime est suivi de manière inconsistante.

Difficulté sur le Long Terme : Les restrictions peuvent rendre ce régime difficile à maintenir sur le long terme, ce qui peut conduire à un retour aux habitudes alimentaires antérieures.

Mise en Place :

Le régime dissocié repose sur la séparation des groupes d'aliments selon leur catégorie nutritionnelle principale (par exemple, les protéines, les glucides, les lipides) et la consommation de ces groupes d'aliments à des moments distincts de la journée ou lors de repas séparés. L'objectif est de faciliter une digestion plus efficace, d'améliorer le métabolisme et, par extension, de contribuer à la perte de poids. Le régime peut varier en termes de règles spécifiques, mais la plupart des versions s'accordent sur quelques principes de base :

Éviter de mélanger les protéines et les glucides dans le même repas.

Consommer des fruits seuls sur un estomac vide.

Inclure des légumes avec la plupart des repas, car ils sont considérés comme neutres et compatibles avec les deux groupes.

Les régimes dissociés peuvent également inclure des recommandations sur les timings des repas, la consommation d'eau, et parfois des suggestions sur l'activité physique pour compléter l'approche alimentaire.

Aliments Autorisés :

Dans le cadre du régime dissocié, la consommation est généralement organisée autour des groupes suivants, consommés séparément selon les règles du régime choisi :

Protéines maigres : viandes maigres, volaille, poisson, œufs, et légumineuses peuvent être consommées, mais elles doivent être séparées des glucides dans les repas.

Glucides complexes : grains entiers comme le riz brun, l'avoine, le quinoa, et les pommes de terre. Ils sont souvent recommandés d'être consommés séparément des protéines.

Fruits : généralement consommés seuls ou avec des aliments considérés comme neutres. Il est souvent recommandé de les manger sur un estomac vide.

Légumes : la plupart des légumes sont considérés comme neutres et peuvent être consommés avec n'importe quel groupe, bien que certains régimes puissent recommander de séparer les légumes féculents des protéines.

Graisses saines : les avocats, les noix, et les huiles végétales sont souvent inclus, mais leur combinaison avec d'autres groupes alimentaires peut être limitée selon les spécificités du régime.

Aliments Interdits :

Le régime dissocié n'interdit pas spécifiquement des aliments.

Plan d'action :

Le régime dissocié, étant basé sur la séparation des groupes d'aliments plutôt que sur des restrictions caloriques ou des quantités spécifiques de macronutriments, n'a pas de directives strictes concernant les portions de protéines, de glucides et de lipides par repas ou par jour. De plus, il n'existe pas de plan standardisé pour le déroulement de ce régime dans le temps, comme cela pourrait être le cas pour d'autres régimes. Toutefois, voici une approche générale pour structurer votre alimentation selon les principes du régime dissocié, ainsi que des suggestions pour une transition vers une alimentation normale après avoir suivi ce régime.

Portions et Macronutriments

Concentrez-vous sur la qualité des aliments plutôt que sur la quantité spécifique. Les repas doivent être composés d'aliments appartenant à un seul groupe de macronutriment principal à la fois (par exemple, un repas de protéines ou un repas de glucides).

Les légumes peuvent généralement être consommés avec n'importe quel repas en raison de leur nature "neutre".

Déroulé du Régime dans le temps :

Semaine 1 : Adaptation

Commencez par introduire des repas séparés, en commençant par des journées où vous mangez principalement des glucides complexes (jour 1) et des protéines (jour 2), en alternant.

Semaines 2-4 : Stabilisation

Expérimentez avec différentes combinaisons d'aliments dissociés pour trouver ce qui fonctionne le mieux pour votre digestion et votre bien-être général.

Intégrez des journées où les repas sont centrés sur les légumes et pour les collations les fruits.

Après 1 mois : Évaluation et ajustement

Évaluez comment votre corps a réagi au régime. Vous pouvez commencer à réintroduire progressivement des repas mixtes, tout en observant les effets sur votre digestion et votre poids.

Transition vers une Alimentation Normale

Réintroduction progressive : Commencez à intégrer des repas qui combinent les protéines et les glucides, mais continuez à écouter votre corps et ajustez en fonction de ses réactions.

Surveillance : Gardez un œil sur votre poids et votre bien-être. Si vous constatez des désagréments digestifs ou une prise de poids, réévaluez les combinaisons d'aliments et les portions.

Consultation professionnelle : Si disponible, un suivi avec un professionnel de la santé ou un nutritionniste peut être bénéfique pour s'assurer que votre transition soutient vos objectifs de santé à long terme.

Le Jeûne Intermittent

Le jeûne intermittent, bien qu'il paraisse être un phénomène relativement récent dans le monde de la nutrition et du bien-être, repose en fait sur des pratiques très anciennes.

Historiquement, le jeûne fait partie intégrante de nombreuses cultures, religions et traditions à travers le monde, utilisé pour des raisons spirituelles, de purification ou de santé. Des périodes de jeûne ou de restriction alimentaire étaient souvent naturelles, résultant des cycles de pénurie et d'abondance des sociétés de chasseurs-cueilleurs.

Au cours des dernières décennies, l'intérêt pour le jeûne intermittent a été ravivé par des recherches scientifiques explorant ses bienfaits potentiels pour la santé. Dans les années 1930, des études ont commencé à examiner les effets de la restriction calorique sur la longévité chez les animaux, jetant les bases des recherches futures sur le jeûne intermittent. Cependant, c'est au début du 21e siècle que le jeûne intermittent est devenu populaire comme stratégie de perte de poids et d'amélioration de la santé, en grande partie grâce à des livres et des études qui ont mis en lumière ses avantages potentiels.

Avantages :

Augmentation du Métabolisme : Le jeûne intermittent peut augmenter le taux métabolique, aidant ainsi à brûler plus de calories et à favoriser la perte de poids.

Réduction de l'Apport Calorique : En limitant la fenêtre d'alimentation, beaucoup de gens consomment naturellement moins de calories, contribuant à la perte de poids.

Sensibilité à l'Insuline : Le jeûne peut améliorer la sensibilité à l'insuline, réduisant le risque de diabète de type 2.

Réduction des Facteurs de Risque Cardiaques : Des études ont montré que le jeûne intermittent peut améliorer des facteurs tels que les niveaux de cholestérol LDL, de triglycérides, de glucose sanguin, et d'inflammation.

Neuroprotection : Le jeûne intermittent a été associé à une augmentation de la production de facteurs neurotrophiques, qui peuvent favoriser la croissance de nouvelles cellules nerveuses et renforcer la résilience du cerveau face à des lésions.

Réduction du Risque de Maladies Neurodégénératives : Certaines recherches suggèrent que le jeûne intermittent pourrait réduire le risque de maladies telles que la maladie d'Alzheimer.

Longévité : Bien que la plupart des études soient précliniques, certaines recherches sur des modèles animaux suggèrent que le jeûne intermittent peut prolonger la durée de vie.

Réduction de l'Inflammation : Des études ont indiqué que le jeûne intermittent peut diminuer les marqueurs de l'inflammation, un facteur clé dans de nombreuses maladies chroniques.

Inconvénients :

Faim et Irritabilité : Les premières phases du jeûne intermittent peuvent s'accompagner de faim, d'irritabilité et de difficulté à se concentrer.

Potentiel d'Hyperphagie : Certaines personnes peuvent éprouver une tendance à trop manger pendant les périodes d'alimentation, ce qui peut annuler les bénéfices du jeûne.

Personnes avec des Antécédents de Troubles Alimentaires : Le jeûne intermittent peut être dangereux pour ceux qui ont des antécédents de troubles alimentaires.

Femmes Enceintes ou Allaitantes : Le jeûne n'est pas recommandé en raison des besoins nutritionnels accrus durant ces périodes.

Contraintes Sociales : Les périodes de jeûne peuvent interférer avec les activités sociales, en particulier celles centrées autour des repas.

Mise en place :

Le jeûne intermittent n'est pas un régime au sens traditionnel, mais plutôt un schéma alimentaire qui alterne entre des périodes de jeûne et des périodes d'alimentation. Il ne spécifie pas quels aliments manger, mais plutôt quand les manger. Voici quelques-unes des méthodes les plus courantes :

16/8 ou Le Jeûne Quotidien :

C'est la méthode la plus populaire, impliquant une fenêtre de jeûne de 16 heures et une fenêtre d'alimentation de 8 heures chaque jour. Par exemple, une personne peut choisir de manger entre midi et 20 heures.

Le Jeûne 5:2 :

Cette approche implique de manger normalement pendant 5 jours de la semaine, puis de limiter l'apport calorique à environ 500-600 calories pendant 2 jours non consécutifs de la semaine.

Eat-Stop-Eat :

Cette méthode propose de faire un jeûne complet de 24 heures une ou deux fois par semaine, par exemple en ne mangeant pas du dîner un jour jusqu'au dîner du lendemain.

Jeûne Alterné

Dans cette approche, les jours de jeûne et les jours d'alimentation normale sont alternés.

Les Régimes Orientés Principalement sur la Santé

Le régime Détox

L'idée de "détoxification" pour améliorer la santé n'est pas nouvelle et trouve ses racines dans diverses traditions médicales à travers le monde, notamment dans l'Ayurveda et la médecine traditionnelle chinoise. Cependant, le concept de régime détox tel que nous le connaissons aujourd'hui a gagné en popularité dans les sociétés occidentales au cours des dernières décennies.

Les régimes détox ont commencé à émerger comme une tendance de santé et de bien-être dans les années 1970 et 1980, avec la montée des préoccupations environnementales et une prise de conscience accrue des effets potentiels des toxines alimentaires et environnementales sur la santé. L'objectif était de purifier le corps des toxines accumulées dues à une alimentation moderne riche en aliments transformés, en produits chimiques et en polluants.

Avantages :

Amélioration des Habitudes Alimentaires : Les régimes détox encouragent souvent l'élimination des aliments transformés, des sucres ajoutés et des graisses saturées, favorisant une alimentation plus centrée sur les aliments entiers comme les fruits, les légumes, et les grains entiers.

Augmentation de l'Apport en Nutriments : En mettant l'accent sur la consommation de fruits et légumes, les régimes détox peuvent augmenter l'apport en vitamines, minéraux et antioxydants, essentiels pour le maintien de la santé.

Hydratation Améliorée : Beaucoup de régimes détox promeuvent une consommation accrue d'eau ou de thés détoxifiants, ce qui peut aider à améliorer l'hydratation et soutenir la fonction rénale.

Perte de Poids : Bien que parfois temporaire, la perte de poids peut être un résultat immédiat de la réduction de l'apport calorique et de la suppression des aliments riches en graisses et en sucres.

Inconvénients :

Manque de Preuves Scientifiques : Il existe peu de preuves scientifiques soutenant l'efficacité des régimes détox dans l'élimination des toxines du corps. Le corps humain est déjà équipé d'organes comme le foie et les reins pour filtrer et éliminer les toxines efficacement.

Risque de Carence Nutritionnelle : Les régimes détox stricts, surtout s'ils sont suivis sur une longue période, peuvent conduire à des carences nutritionnelles dues à une alimentation limitée et à l'exclusion de groupes alimentaires entiers.

Effets Secondaires : La fatigue, les maux de tête, et l'irritabilité sont des effets secondaires courants des régimes détox, particulièrement dans les premiers jours, en raison de la réduction drastique de l'apport calorique et de la dépendance aux sucres et à la caféine.

Perte de Poids Non Durable : La perte de poids réalisée grâce à un régime détox est parfois due à la perte d'eau et à la masse musculaire plutôt qu'à la graisse corporelle, et peut être rapidement regagnée une fois le régime terminé.

Comportements Alimentaires Désordonnés : La restriction alimentaire sévère peut favoriser un rapport malsain à la nourriture et, dans certains cas, déclencher ou exacerber des comportements alimentaires désordonnés et pathologiques.

Mise en Place :

Les régimes détox peuvent varier considérablement dans leur approche, mais ils partagent généralement l'objectif de réduire l'apport en substances jugées nocives pour le corps et de promouvoir la consommation d'aliments qui soutiennent les processus naturels de détoxification du corps. Voici une description générale de ce que beaucoup de régimes détox impliquent :

Durée: Les régimes détox sont souvent suivis sur une courte période, typiquement de quelques jours à quelques semaines.

Alimentation: L'alimentation durant un régime détox se concentre sur les fruits et légumes frais, les jus de fruits et légumes, les smoothies, l'eau, les tisanes, et parfois des suppléments spécifiques. Les protéines maigres et les grains entiers peuvent être inclus dans les versions plus modérées.

Restrictions: La plupart des régimes détox excluent les aliments transformés, les sucres ajoutés, les graisses saturées, la caféine, l'alcool, et parfois les produits laitiers et le gluten.

Objectifs: Les objectifs déclarés incluent l'amélioration de la digestion, l'augmentation de l'énergie, la promotion de la perte de poids, et la "purification" du corps des toxines.

Bien que les régimes détox soient populaires et puissent offrir des bénéfices immédiats en termes de bien-être et de perte de poids temporaire, il est important de noter qu'il existe un débat parmi les professionnels de la santé quant à leur efficacité réelle et à la nécessité de détoxifier le corps par des moyens diététiques. Le corps humain possède déjà des systèmes sophistiqués de détoxification, tels que le foie, les reins, et le système digestif. Pour ceux qui envisagent un régime détox, il est recommandé de consulter un professionnel de la santé pour s'assurer que le régime choisi est sûr et adapté à leurs besoins individuels de santé.

Aliments Autorisés :

Les régimes détox mettent l'accent sur les aliments qui sont considérés comme aidant le corps à éliminer les toxines tout en fournissant un soutien nutritionnel optimal. Voici une liste détaillée des types d'aliments généralement encouragés :

Fruits Frais et Légumes: Les fruits et légumes sont au cœur des régimes détox pour leur richesse en vitamines, minéraux, antioxydants et fibres. Des exemples populaires incluent les baies, les agrumes, les pommes, les légumes à feuilles vertes, les betteraves et les carottes.

Grains Entiers: Les grains entiers comme le quinoa, le riz brun, l'avoine et le millet sont recommandés pour leur contenu en fibres, aidant à la digestion et à la satiété sans surcharger le corps de calories vides.

Légumineuses: Les haricots, lentilles et pois chiches sont valorisés pour leur apport en protéines végétales et en fibres, soutenant la santé digestive.

Noix et Graines: Les noix et graines, notamment les amandes, les graines de chia et de lin, fournissent des graisses saines, des protéines et des fibres.

Thés et Infusions: Les thés, notamment le thé vert, le gingembre et le pissenlit, sont souvent recommandés pour leurs propriétés antioxydantes et leur capacité présumée à soutenir les fonctions de détoxification du corps.

Eau et Hydratation: Boire beaucoup d'eau est crucial dans un régime détox pour aider à éliminer les toxines et maintenir une bonne hydratation.

Aliments Interdits :

Certains aliments sont généralement évités dans le cadre d'un régime détox, car ils sont considérés comme étant plus difficiles à digérer, pouvant contenir des toxines ou des additifs, ou simplement parce qu'ils vont à l'encontre des objectifs de purification et de légèreté du régime :

Aliments Transformés et Fast Foods: Ces aliments sont souvent riches en graisses saturées, en sel et en additifs chimiques, et offrent peu de valeur nutritionnelle.

Sucres Ajoutés et Édulcorants Artificiels: Les boissons sucrées, les bonbons, les pâtisseries et autres aliments riches en sucres ajoutés sont exclus pour leur impact négatif sur la glycémie et leur contribution aux calories vides.

Caféine et Alcool: Ces substances sont généralement réduites ou éliminées pour leurs effets diurétiques et leur potentiel de stress pour le corps.

Produits Laitiers: Souvent limités ou évités en raison de préoccupations concernant les intolérances alimentaires, l'inflammation et les processus de digestion.

Viandes Rouges et Charcuteries: Ces sources de protéines sont généralement évitées pour leur teneur en graisses saturées et pour des raisons de digestibilité.

Plan D'action :

Portions de Macronutriments

Les régimes détox ne spécifient généralement pas les portions de protéines, de glucides, et de lipides en grammes ou en pourcentages de l'apport calorique quotidien de la même manière que les régimes orientés vers la musculation ou la perte de poids. L'accent est plutôt mis sur la consommation d'aliments entiers et naturels :

Protéines : Les sources végétales de protéines comme les légumineuses, les noix et les graines sont souvent privilégiées. Les portions peuvent varier, mais l'objectif est de consommer suffisamment de protéines pour soutenir les fonctions corporelles sans surcharger le système digestif.

Glucides : Les fruits et légumes frais, ainsi que les grains entiers, sont les principales sources de glucides, avec une attention particulière à ceux à faible indice glycémique pour une libération d'énergie plus stable.

Lipides : Les graisses saines provenant d'aliments comme les avocats, les noix et certaines huiles pressées à froid (par exemple, l'huile d'olive) sont incluses en quantités modérées.

Déroulé du Régime dans le Temps

Semaine 1 : Élimination

Commencez par éliminer les aliments transformés, les sucres ajoutés, la caféine et l'alcool. Augmentez votre consommation d'eau et d'infusions à base de plantes.

Semaine 2 : Intensification

Introduisez des jus de fruits et légumes frais et des smoothies verts pour augmenter l'apport en nutriments et en antioxydants. Continuez avec les repas légers composés principalement de légumes et de grains entiers.

Semaine 3 : Réintroduction

Commencez à réintroduire progressivement des protéines maigres si elles ont été réduites, en observant comment votre corps réagit. Augmentez la variété des aliments tout en maintenant les principes de base.

Après le Régime : Transition vers une Alimentation Normale

Réintégrez progressivement d'autres aliments tout en maintenant les habitudes acquises, comme une forte consommation de fruits et légumes et la limitation des aliments transformés.

Observez les réactions de votre corps à la réintroduction de certains aliments, ce qui peut vous aider à identifier les sensibilités alimentaires.

Retrouver une Alimentation Normale

Après avoir terminé un régime détox, l'objectif est de conserver les habitudes saines développées pendant le régime tout en retrouvant une alimentation équilibrée :

Maintenez une forte consommation de fruits et légumes, en les intégrant à tous vos repas.

Continuez à limiter les aliments hautement transformés et les sucres ajoutés, en privilégiant les aliments entiers.

Écoutez votre corps, en ajustant votre alimentation en fonction de vos besoins énergétiques et de santé.

Autres régimes se référant a un régime Détox :

Le Master Cleanse (ou Lemonade Diet)

Spécificités : Ce régime implique de consommer exclusivement une boisson faite d'eau, de jus de citron frais, de sirop d'érable et de piment de Cayenne pendant 10 à 14 jours. Il vise à détoxifier le corps et à favoriser une perte de poids rapide.

Différences : Absence totale de nourriture solide, avec un focus sur la "purification" interne.

Le Juice Cleanse (Cure de Jus)

Spécificités : Consiste à consommer uniquement des jus de fruits et de légumes frais pressés pendant une durée déterminée, généralement de 1 à 10 jours, pour "nettoyer" l'organisme.

Différences : Variété dans les jus consommés, permettant un apport en vitamines et minéraux mais limité en protéines, glucides et graisses.

La Diète Détox aux Fruits

Spécificités : Cette approche implique de manger uniquement des fruits ou de boire des jus de fruits pendant une courte période. Elle est réputée pour son effet nettoyant et sa richesse en antioxydants.

Différences : Concentration sur un seul groupe alimentaire (les fruits), ce qui limite l'apport en nutriments essentiels.

Le régime Paléo ou Paléolithique

Le régime paléo, inspiré par les habitudes alimentaires présumées de l'ère paléolithique, a été popularisé au début des années 2000 par Loren Cordain avec son livre "The Paleo Diet".

L'idée centrale est que les humains modernes devraient manger des aliments similaires à ceux disponibles pour nos ancêtres chasseurs-cueilleurs pour améliorer leur santé et leur bien-être, en se basant sur l'hypothèse que notre génétique n'a que peu évolué depuis l'ère paléolithique et n'est pas bien adaptée aux régimes modernes riches en aliments transformés et raffinés.

Malgré sa popularité, le régime paléo a suscité des débats dans la communauté scientifique et médicale. Certains experts soutiennent que les preuves actuelles ne justifient pas les restrictions alimentaires strictes du régime paléo et soulignent l'importance d'une alimentation équilibrée comprenant une variété d'aliments.

Avantages :

Qualité de l'Alimentation : En éliminant les aliments transformés et en se concentrant sur les aliments entiers, le régime paléo peut conduire à une alimentation plus riche en nutriments, en antioxydants et en fibres, ce qui est bénéfique pour la santé globale.

Perte de Poids et Gestion du Poids : De nombreuses personnes constatent une perte de poids naturelle et une facilité de gestion du poids à long terme en suivant le régime paléo, probablement en raison de la réduction de l'apport calorique global et de l'augmentation de la satiété apportée par les aliments riches en protéines et en fibres.

Réduction du Risque de Maladies : Le régime paléo peut contribuer à améliorer les marqueurs métaboliques tels que la glycémie, le profil lipidique et la pression artérielle, réduisant potentiellement le risque de maladies chroniques comme le diabète de type 2, les maladies cardiovasculaires et certains cancers.

Diminution de l'Inflammation : En éliminant les aliments considérés comme pro-inflammatoires, tels que les huiles raffinées, les sucres ajoutés et les produits laitiers, le régime paléo peut aider à réduire l'inflammation systémique, associée à de nombreuses maladies chroniques.

Inconvénients :

Restrictions Alimentaires : Le régime paléo exclut plusieurs groupes d'aliments entiers, y compris les céréales, les légumineuses et les produits laitiers, ce qui peut rendre difficile l'obtention de certains nutriments essentiels et limiter la diversité alimentaire.

Difficultés Pratiques : Les restrictions strictes peuvent rendre le régime difficile à suivre, surtout en situation sociale ou lorsqu'on mange à l'extérieur. De plus, l'accent mis sur les aliments biologiques et non transformés peut augmenter le coût de l'alimentation.

Potentielles Carences Nutritives : L'exclusion des céréales et des légumineuses peut entraîner des carences en fibres, en vitamines B et en certains minéraux comme le calcium et le magnésium, nécessitant une planification soignée ou la supplémentation.

Manque de Consensus Scientifique : Bien que des études soutiennent certains bienfaits du régime paléo, il existe un débat dans la communauté scientifique sur l'exactitude historique et la durabilité à long terme de ce régime, ainsi que sur ses effets sur la santé à long terme.

Mise en place :

Aliments Autorisés ou Recommandés :

Viandes et Poissons : De préférence des viandes maigres issues d'animaux élevés en pâturage, poissons et fruits de mer riches en oméga-3. Ils incluent le bœuf, le poulet, le porc, l'agneau, le saumon, la truite et le thon.

Fruits et Légumes : Une grande diversité de fruits et légumes est encouragée pour fournir des fibres, des vitamines, des minéraux et des antioxydants. Les baies, les pommes, les brocolis, les épinards, les carottes et les poivrons sont des exemples populaires.

Noix et Graines : Les noix, les graines de chia, les graines de lin et les amandes sont recommandées pour leur apport en graisses saines, protéines et fibres.

Huiles non transformées : L'huile d'olive extra vierge, l'huile de noix de coco et l'huile d'avocat sont préférées pour la cuisson et les assaisonnements.

Aliments Interdits ou Fortement Déconseillés

Produits Laitiers : Exclusion générale. La plupart des produits laitiers sont évités dans le régime paléo en raison de la croyance que les humains n'ont pas évolué pour consommer du lait après l'enfance. Cela inclut le lait, le fromage, le yaourt et la crème.

Céréales : Toutes les formes de céréales, y compris le blé, l'orge, le riz et le maïs, sont exclues en raison de leur teneur en glucides et de la présence potentielle de gluten.

Légumineuses : Les haricots, les lentilles et les pois chiches sont généralement évités, car ils peuvent être difficiles à digérer pour certaines personnes et contiennent des anti-nutriments.

Sucres Raffinés et Aliments Transformés : Les sucres ajoutés, les boissons gazeuses, les bonbons, et la majorité des aliments transformés et emballés sont fortement déconseillés en raison de leur faible valeur nutritive et de leur contribution à divers problèmes de santé.

Huiles Végétales Raffinées : Les huiles de soja, de maïs et de tournesol, souvent utilisées dans les aliments transformés, sont évitées au profit d'huiles considérées comme plus saines.

Plan D'action :

Le régime paléo ne spécifie pas strictement les portions ou les ratios exacts de macronutriments (protéines, glucides, lipides) à consommer par jour, car il se concentre principalement sur la qualité des aliments plutôt que sur la quantité ou le comptage des macros. Cependant, voici une approche générale basée sur les principes du régime paléo et des recommandations nutritionnelles courantes.

Portions et Macronutriments

En général, les repas paléo peuvent être équilibrés en suivant ces lignes directrices approximatives :

Protéines : Une portion de protéines (viandes maigres, poissons, fruits de mer) à chaque repas, environ la taille de la paume de votre main ou 1/3 de votre assiette.

Glucides : Principalement issus de légumes et de fruits. Les légumes peuvent remplir la moitié de votre assiette. Les fruits peuvent être consommés en dessert ou comme en-cas, en privilégiant les fruits à faible indice glycémique.

Lipides : Inclus naturellement dans les sources de protéines et peuvent être complétés par des huiles saines (olive, coco), des avocats, des noix et des graines en quantités modérées.

Déroulé du Régime dans le Temps

Le régime paléo est souvent adopté comme un changement de mode de vie plutôt que comme un "régime" avec une durée limitée.

Il est important de se rappeler que le régime paléo est flexible et peut être adapté à vos besoins individuels et à votre style de vie. Pour ceux qui cherchent à faire de ce régime un mode de vie à long terme, l'accent doit rester sur une alimentation riche en aliments nutritifs, entiers et non transformés. Pour des conseils personnalisés et pour s'assurer que vos choix alimentaires répondent à vos besoins nutritionnels, la consultation d'un professionnel de la santé ou d'un nutritionniste est recommandée.

Le régime Okinawa

L'histoire de ce régime est étroitement liée à la culture et à l'environnement d'Okinawa, une île japonaise, qui est connue pour être le lieu où se concentrent le plus de centenaires au monde !

Les habitants de l'île ont développé au fil des siècles un régime alimentaire distinct qui tire parti des ressources locales abondantes en fruits, légumes, poissons, et soja. Les recherches sur le régime Okinawa ont commencé à émerger dans la littérature scientifique à la fin du 20e siècle, mettant en lumière les bénéfices potentiels de ce régime pour la santé et la longévité.

Le régime Okinawa s'accompagne d'un mode de vie qui met l'accent sur l'exercice régulier, le maintien d'un poids corporel sain, et un état d'esprit positif. La pratique du "Hara Hachi Bu" - manger jusqu'à ce que l'on soit 80% rassasié - est également centrale.

Avantages :

Longévité Améliorée : Le régime Okinawa est réputé pour être l'un des facteurs contribuant à la longévité exceptionnelle des habitants d'Okinawa, au Japon. Ce régime est riche en légumes, en fruits, en grains entiers et en poissons, fournissant une abondance de nutriments essentiels et d'antioxydants qui favorisent la santé.

Faible en Calories, Riche en Nutriments : En se concentrant sur des aliments à densité énergétique faible mais riche en nutriments, le régime Okinawa aide à maintenir un poids sain tout en apportant une large gamme de vitamines, de minéraux et de phytonutriments bénéfiques pour la santé.

Prévention des Maladies : Les principes alimentaires d'Okinawa ont été associés à une réduction du risque de maladies chroniques telles que les maladies cardiovasculaires, le diabète de type 2, et certains cancers, grâce à un régime faible en graisses saturées et riche en fibres et composés phytochimiques.

Santé Cardiaque : La consommation élevée de poissons gras, riche en acides gras oméga-3, contribue à la santé cardiovasculaire, réduisant l'inflammation et améliorant les profils lipidiques.

Inconvénients :

Adaptation Culturelle : Pour ceux qui ne sont pas habitués aux aliments traditionnels japonais, l'adaptation au régime Okinawa peut présenter des défis en termes de disponibilité des ingrédients et de préférences gustatives.

Restrictions : Bien que le régime Okinawa ne soit pas extrêmement restrictif, il limite la consommation de viandes rouges, de produits laitiers et d'aliments transformés, ce qui peut être difficile pour certains à suivre à long terme.

Besoins en Protéines : Le régime met l'accent sur les protéines végétales et les poissons, ce qui peut nécessiter une attention particulière pour s'assurer que les besoins en protéines sont satisfaits, en particulier pour les personnes ayant des besoins accrus, comme les athlètes ou les personnes âgées.

Manque de Recherche Spécifique : Bien que les principes généraux du régime Okinawa soient soutenus par des recherches sur les avantages d'une alimentation riche en plantes, il existe relativement peu d'études cliniques spécifiques au régime Okinawa et ses effets directs sur la santé en dehors de la population d'Okinawa.

Mise en place :

Aliments Autorisés ou Recommandés :

Légumes : Une grande variété de légumes, surtout locaux et colorés, est encouragée. Les légumes verts, les courges, et les légumes crucifères sont particulièrement valorisés pour leur richesse en nutriments et en fibres.

Fruits : Les fruits sont consommés avec modération en raison de leur teneur en sucre. Les fruits locaux comme les papayes, les mangues et les ananas sont courants, mais consommés en petites portions.

Céréales Complètes : Les grains entiers, notamment le riz complet et les nouilles de sarrasin, sont une partie intégrante de l'alimentation, fournissant des glucides complexes et des fibres.

Poissons et Fruits de Mer : Riches en acides gras oméga-3, ils constituent la principale source de protéines.

Soja : Le tofu, le miso, et d'autres produits à base de soja sont largement utilisés, offrant des protéines végétales et des phytonutriments.

Huiles Saines : L'huile de canola (traditionnellement utilisée à Okinawa) et d'autres huiles riches en oméga-3 ou en acides gras monoinsaturés sont recommandées en petites quantités.

Aliments Interdits ou Fortement Déconseillés :

Viandes Rouges et Viandes Transformées : La consommation de viandes rouges est extrêmement limitée dans le régime Okinawa, et les viandes transformées sont évitées en raison de leur teneur en graisses saturées et en nitrates.

Produits Laitiers : Les produits laitiers ne font pas traditionnellement partie du régime Okinawa. Le calcium est plutôt obtenu à partir de sources végétales comme les légumes verts à feuilles.

Sucres Raffinés et Aliments Transformés : Les aliments hautement transformés, les snacks sucrés, les boissons gazeuses et les desserts riches en sucre sont fortement déconseillés pour maintenir un poids sain et prévenir les maladies chroniques.

Graisses Saturées et Trans : Les aliments riches en graisses saturées et en graisses trans, comme les fritures et certains snacks emballés, sont à éviter pour promouvoir la santé cardiovasculaire.

Plan d'Action :

Le régime Okinawa ne suit pas un plan de portions strict comme le font certains autres régimes. Au lieu de cela, il se concentre sur un équilibre général d'aliments principalement basés sur des plantes, avec une consommation modérée de poisson et de fruits de mer, et une consommation minimale de viandes rouges et de produits laitiers. Cependant, voici une approche générale basée sur les principes de ce régime.

Gestion des Portions et Macronutriments

Glucides : Majoritairement issus de légumes, de fruits et de grains entiers, les glucides peuvent constituer environ 60-70% de l'apport énergétique quotidien, en privilégiant ceux à faible indice glycémique pour une libération d'énergie plus stable.

Protéines : Les protéines proviennent principalement de sources végétales (tofu, légumineuses) et de poissons, représentant environ 15-20% de l'apport énergétique quotidien.

Lipides : L'apport en graisses est relativement faible, environ 10-15% de l'apport énergétique, avec une préférence pour les graisses insaturées provenant des poissons, des noix et des huiles végétales.

Déroulé du Régime dans le Temps

Le régime Okinawa est conçu comme un mode de vie plutôt qu'un régime temporaire, visant à promouvoir la longévité et la bonne santé. Voici comment vous pourriez l'approcher :

Début et Adaptation :

Intégrez progressivement plus de légumes, de fruits, de grains entiers, de tofu et de poissons dans votre alimentation quotidienne, en réduisant la consommation de viandes rouges, de produits laitiers et d'aliments transformés.

Commencez le « Hara Hachi Bu", qui consiste à manger jusqu'à ce que vous soyez 80% rassasié, pour éviter la suralimentation.

Maintien à Long Terme :

L'objectif est de maintenir ces habitudes alimentaires tout au long de la vie pour bénéficier des effets sur la santé et la longévité associés au régime Okinawa.

Continuez à pratiquer le "Hara Hachi Bu".

Il est toujours conseillé de consulter un professionnel de la santé ou un nutritionniste avant d'apporter des changements majeurs à votre régime alimentaire, surtout si vous avez des conditions médicales spécifiques.

Le régime Méditerranéen

L'histoire du régime méditerranéen remonte à des traditions alimentaires anciennes des pays bordant la mer Méditerranée, notamment l'Italie, la Grèce, l'Espagne et la France.

Toutefois, c'est dans les années 1960 que le régime méditerranéen a commencé à être étudié de manière plus formelle pour ses bienfaits sur la santé. Le régime a été popularisé par le scientifique Ancel Keys, qui a observé une faible incidence de maladies cardiaques chez les populations vivant dans le bassin méditerranéen, comparativement à d'autres régions, en particulier les États-Unis et le nord de l'Europe.

Ses recherches ont mis en évidence le lien entre le régime alimentaire riche en fruits, légumes, grains entiers, noix, graines, huile d'olive et une faible consommation de viandes rouges et de produits laitiers, et une longévité accrue ainsi qu'une réduction des maladies chroniques.

Avantages :

Santé Cardiaque : Le régime méditerranéen est reconnu pour ses bénéfices sur la santé cardiovasculaire. Riche en graisses insaturées provenant de l'huile d'olive, des noix et des poissons gras, il contribue à réduire les risques de maladies cardiaques en diminuant le mauvais cholestérol (LDL) et en augmentant le bon cholestérol (HDL).

Prévention des Maladies Chroniques : Une alimentation méditerranéenne peut aider à prévenir le développement de maladies chroniques telles que le diabète de type 2, l'hypertension et certains cancers, grâce à une consommation élevée de fruits, de légumes, de grains entiers et de fibres.

Perte de Poids Saine : Bien que le régime méditerranéen ne soit pas conçu comme un régime de perte de poids, son accent sur les aliments entiers et les graisses saines peut favoriser un poids santé et aider à la gestion du poids à long terme.

Avantages Cognitifs : Certaines études suggèrent que le régime méditerranéen pourrait avoir des effets protecteurs sur la santé cérébrale et contribuer à réduire le risque de maladies neurodégénératives comme la maladie d'Alzheimer.

Qualité de Vie Améliorée : En plus de ses avantages physiques, le régime méditerranéen encourage également des pratiques alimentaires sociales, comme partager des repas avec la famille et les amis, ce qui peut améliorer la qualité de vie et le bien-être général.

Inconvénients :

Coût Potentiellement Élevé : Les aliments frais, les poissons et l'huile d'olive extra vierge, qui sont des piliers de ce régime, peuvent être plus coûteux que les aliments transformés et les viandes, rendant le régime potentiellement plus onéreux pour certains budgets.

Nécessite de la Planification : Pour ceux qui ne sont pas habitués à une alimentation riche en fruits, légumes et grains entiers, le régime méditerranéen peut nécessiter une planification et une préparation supplémentaires.

Interprétations Variées : Il existe de nombreuses interprétations du régime méditerranéen, ce qui peut prêter à confusion. Sans lignes directrices strictes sur les portions spécifiques, certains peuvent ne pas obtenir l'équilibre optimal des nutriments.

Disponibilité des Ingrédients : Selon la région géographique, certains ingrédients clés du régime méditerranéen peuvent être moins accessibles, obligeant les adeptes à chercher des alternatives qui peuvent ne pas offrir les mêmes avantages nutritionnels.

Mise en Place :

Aliments Autorisés ou Recommandés :

Fruits et Légumes : Une grande variété et abondance de fruits et légumes frais doivent constituer la base de chaque repas, offrant vitamines, minéraux, fibres, et antioxydants.

Les légumes-feuilles verts, les tomates, les poivrons, les aubergines, les courgettes, et les légumes crucifères sont particulièrement valorisés.

Grains Entiers : Pain, pâtes, riz, couscous, et autres grains toujours dans leur forme complète ou peu transformée pour maximiser l'apport en nutriments et en fibres.

Légumineuses : Les haricots, lentilles, pois chiches sont encouragés pour leur apport en protéines végétales, fibres, et nutriments.

Noix et Graines : Une source importante de graisses saines, de protéines et de fibres. Les amandes, noix, graines de tournesol, et graines de lin sont à consommer avec modération en raison de leur haute densité énergétique.

Huile d'Olive : La principale source de matières grasses, riche en acides gras mono-insaturés et en antioxydants. Utilisée pour la cuisson et comme assaisonnement.

Poissons et Fruits de Mer : Consommés régulièrement, ils fournissent des acides gras oméga-3 essentiels. Le maquereau, les sardines, et les anchois sont des choix populaires.

Produits Laitiers : Fromages et yaourts, en particulier ceux fermentés, sont consommés avec modération pour leur apport en calcium et en probiotiques.

Vin : Le vin rouge est consommé avec modération, habituellement aux repas, pour ses bénéfices potentiels liés aux polyphénols.

Aliments Interdits ou Fortement Déconseillés :

Viandes Rouges et Transformées : La consommation de viandes rouges est limitée à quelques fois par mois, et les viandes transformées (charcuteries, saucisses) sont fortement déconseillées.

Aliments et Boissons Sucrés : Les sucreries, boissons sucrées, et desserts riches en sucre sont à éviter, privilégiant les fruits comme source principale de sucre.

Graisses Saturées et Trans : Les aliments riches en graisses saturées (beurre, crème, viandes grasses) et les graisses trans (produits industriels et snacks) sont limités.

Produits Laitiers Entiers : Les produits laitiers riches en graisses sont consommés avec modération, préférant les versions faibles en matières grasses.

Aliments Hautement Transformés : Les plats préparés, les snacks emballés, et les fast-foods sont découragés en raison de leur teneur en additifs, conservateurs, et graisses malsaines.

Plan d'Action :

Le régime méditerranéen, contrairement à d'autres régimes structurés, ne prescrit pas de portions strictes ni ne suit un calendrier rigide. Son approche est plutôt basée sur des principes généraux d'équilibre alimentaire, de variété et de modération, encourageant la consommation d'aliments entiers et minimisant les aliments transformés. Cependant, voici des lignes directrices générales sur la manière de structurer vos apports en macronutriments et de maintenir une alimentation équilibrée.

Répartition des Macronutriments

Glucides : Environ 50-60% de l'apport énergétique total, principalement issus de grains entiers, de légumes, de fruits et de légumineuses.

Protéines : Environ 15-20% de l'apport énergétique total, provenant principalement du poisson, des fruits de mer, des volailles, des œufs, et des produits laitiers. La consommation de viandes rouges est limitée.

Lipides : Environ 25-35% de l'apport énergétique total, avec un accent sur les graisses insaturées provenant de l'huile d'olive, des noix, des graines et des poissons gras.

Portions par Jour

Voici des exemples de portions quotidiennes basées sur les principes du régime méditerranéen :

Légumes : Au moins 2-3 portions par repas (1 portion = 1 tasse de légumes verts crus ou 1/2 tasse de légumes cuits).

Fruits : 2-3 portions par jour (1 portion = 1 fruit moyen ou 1/2 tasse de fruits frais coupés).

Grains Entiers : 4-6 portions par jour (1 portion = 1 tranche de pain complet, 1/2 tasse de pâtes ou de riz cuit).

Protéines maigres (poisson, volaille, œufs) : 2 portions par jour (1 portion = 100-150 g pour les viandes, 1 œuf).

Produits Laitiers (de préférence faibles en graisse) : 1-2 portions par jour (1 portion = 1 tasse de lait ou yaourt, 30 g de fromage).

Noix et Graines : 1-2 portions par jour (1 portion = un petit poignet ou environ 30 g).

Huile d'olive : Utiliser pour la cuisson et les assaisonnements, environ 2-4 cuillères à soupe par jour.

Le régime Sans Gluten

Le régime sans gluten a ses origines dans le traitement de la maladie cœliaque, une affection auto-immune où l'ingestion de gluten entraîne des dommages au petit intestin. L'histoire de la découverte de la maladie cœliaque et du rôle du gluten dans son traitement est à la fois longue et complexe.

La maladie cœliaque a été décrite pour la première fois dans la littérature médicale par le pédiatre néerlandais Willem-Karel Dicke dans les années 1940. Pendant la Seconde Guerre mondiale, Dicke a remarqué une amélioration significative chez les enfants atteints de maladie cœliaque pendant la pénurie de pain et de farine, suggérant ainsi une relation entre l'alimentation et les symptômes de la maladie cœliaque.

Il a été ultérieurement confirmé que le gluten, une protéine présente dans le blé, l'orge et le seigle, était le facteur déclenchant des symptômes de la maladie cœliaque. Cette découverte a conduit à l'utilisation du régime sans gluten comme traitement principal pour ceux qui sont diagnostiqués.

Au-delà de son utilisation pour gérer la maladie cœliaque et la sensibilité au gluten non cœliaque, le régime sans gluten a gagné en popularité parmi ceux qui le perçoivent comme une option plus saine, bien que cette perspective soit débattue par les experts de la santé.

Avantages :

Amélioration des Symptômes de la Maladie Cœliaque et de la Sensibilité au Gluten : Le bénéfice le plus significatif est pour ceux qui ont une réaction auto-immune (maladie cœliaque) ou une sensibilité au gluten. L'élimination du gluten de leur alimentation peut entraîner une réduction remarquable des symptômes digestifs, tels que les ballonnements, la diarrhée et la douleur abdominale, et contribuer à la guérison de l'intestin.

Potentiel d'Amélioration de la Santé Digestive : Même pour certaines personnes sans sensibilité au gluten confirmée, l'adoption d'un régime sans gluten peut parfois réduire les symptômes de troubles digestifs, comme le syndrome de l'intestin irritable.

Amélioration de la Conscience Alimentaire : Le fait de devoir éviter le gluten peut encourager les individus à devenir plus conscients de leur alimentation, les amenant souvent à choisir des aliments plus sains et moins transformés.

Réduction Potentielle de l'Inflammation : Pour ceux sensibles au gluten, sa suppression peut contribuer à une réduction de l'inflammation corporelle, offrant un soulagement dans certaines conditions inflammatoires ou auto-immunes.

Inconvénients :

Risque de Carences Nutritionnelles : Les produits à base de blé enrichi et d'autres céréales contiennent des vitamines B, du fer, et des fibres. Leur élimination sans une planification adéquate peut entraîner des carences nutritionnelles.

Difficultés Sociales et Pratiques : Suivre un régime strictement sans gluten peut être socialement isolant et logistiquement difficile, en particulier lors de repas en dehors de la maison ou dans des situations sociales.

Coût Élevé : Les produits sans gluten peuvent être nettement plus chers que leurs équivalents contenant du gluten, ce qui peut représenter un fardeau financier pour certains ménages.

Restrictions Alimentaires : Le régime sans gluten impose des restrictions alimentaires qui peuvent être difficiles à maintenir à long terme et peuvent limiter les plaisirs associés à manger une variété d'aliments.

Risque de Consommer des Aliments Transformés à Faible Valeur Nutritionnelle : Certains produits sans gluten sur le marché sont hautement transformés et peuvent contenir des quantités élevées de sucre ou de graisses pour améliorer le goût, ce qui peut avoir un impact négatif sur la santé.

Mise en Place :

Aliments Autorisés ou Recommandés :

Fruits et Légumes : Tous les fruits et légumes frais sont naturellement sans gluten et constituent une part essentielle de l'alimentation. Ils fournissent vitamines, minéraux, fibres et antioxydants. Les fruits et légumes peuvent être consommés frais, congelés ou en conserve, à condition qu'ils ne soient pas préparés avec des additifs contenant du gluten.

Viandes et Poissons : Les viandes fraîches, les volailles et les poissons sont sans gluten lorsqu'ils sont non panés et non préparés avec des sauces ou marinades contenant du gluten. Il est recommandé de choisir des versions naturelles, sans traitement ni ajout.

Produits Laitiers : La plupart des produits laitiers naturels, tels que le lait, le fromage, le beurre et le yaourt, sont sans gluten. Toutefois, il convient de vérifier les étiquettes des produits transformés ou aromatisés pour s'assurer qu'ils ne contiennent pas d'additifs à base de gluten.

Grains et Céréales Sans Gluten : Les grains sans gluten incluent le riz, le quinoa, le sarrasin, le maïs, le millet et l'amarante. Ces grains peuvent être utilisés pour remplacer les céréales contenant du gluten dans de nombreux plats et recettes.

Noix, Graines et Légumineuses : Les noix, les graines et les légumineuses sont d'excellentes sources de protéines, de fibres et de nutriments essentiels dans un régime sans gluten. Assurez-vous qu'elles n'ont pas été traitées ou contaminées par des produits contenant du gluten.

Huiles et Graisses : Les huiles végétales pures, comme l'huile d'olive, l'huile de coco et l'huile de colza, sont sans gluten et peuvent être utilisées pour la cuisson et l'assaisonnement.

Aliments Interdits ou Fortement Déconseillés :

Blé, Boulghour, Orge et Seigle : Cela inclut toutes les formes et variétés de ces grains.

Aliments Transformés : De nombreux aliments transformés et emballés contiennent du gluten comme additif ou agent liant. Cela inclut certains plats préparés, bouillons, sauces, condiments, charcuteries, et snacks.

Produits de Boulangerie et Pâtisseries : La plupart des pains, pâtes, gâteaux, biscuits et autres produits de boulangerie sont fabriqués avec des farines contenant du gluten. Des alternatives sans gluten sont disponibles, mais elles doivent être clairement étiquetées comme telles.

Bière et Autres Boissons Alcoolisées : La bière est traditionnellement brassée avec de l'orge et contient du gluten. Certaines autres boissons alcoolisées peuvent également contenir du gluten ou avoir été contaminées lors du processus de fabrication. Il existe des bières et alcools sans gluten spécifiquement conçus pour les personnes suivant un régime sans gluten.

Prudence avec les Aliments "Sans Gluten" : Certains produits étiquetés "sans gluten" peuvent toujours contenir des traces de gluten ou être fabriqués dans des installations traitant des aliments avec gluten, posant un risque de contamination croisée. Il est important de lire attentivement les étiquettes et de connaître les pratiques de fabrication des produits.

Plan d'Action :

Le régime sans gluten n'est pas défini par un plan de portions spécifiques ou un calendrier d'étapes progressive comme certains autres régimes. Au lieu de cela, il est basé sur l'élimination permanente du gluten de l'alimentation pour les personnes atteintes de maladie cœliaque, de sensibilité au gluten non cœliaque, ou d'autres conditions de santé qui nécessitent une telle restriction.

Discutez avec un professionnel de la santé pour déterminer si des suppléments (vitamines, minéraux) sont nécessaires pour compenser les restrictions alimentaires.

Le régime Chrononutrition

Le Dr. Delabos, médecin nutritionniste français, a élaboré la chrononutrition en observant que les enzymes digestives et le métabolisme varient tout au long de la journée. Il a postulé que consommer certains types d'aliments à des moments spécifiques pourrait optimiser la santé et favoriser la perte de poids sans nécessiter de réduire drastiquement les calories ou de modifier significativement les habitudes alimentaires habituelles.

Ce régime a gagné en popularité en France et ailleurs, attirant l'attention pour son approche relativement flexible de la gestion du poids et son accent mis sur le timing plutôt que sur la restriction calorique.

Cependant, elle a également suscité des critiques de la part de certains professionnels de la santé et nutritionnistes qui remettent en question l'efficacité à long terme de cette méthode et son adéquation pour tous les individus, notamment en ce qui concerne l'équilibre nutritionnel et la prévention des troubles alimentaires.

Avantages :

Alignement sur l'Horloge Biologique : Le régime de chrononutrition est conçu pour s'aligner avec les rythmes circadiens du corps, ce qui peut optimiser le métabolisme et améliorer l'efficacité avec laquelle le corps utilise les nutriments. Manger en accord avec l'horloge biologique peut aider à réduire le risque de désordres métaboliques comme l'obésité et le diabète de type 2.

Perte de Poids Sans Restriction Calorique Sévère : Contrairement aux régimes traditionnels hypocaloriques, la chrononutrition ne se concentre pas principalement sur la réduction de l'apport calorique mais plutôt sur le moment de la consommation des aliments. Cela permet aux individus de perdre du poids sans ressentir de restriction sévère, ce qui peut être plus durable à long terme.

Amélioration de la Digestion : En mangeant des aliments spécifiques à des moments de la journée où le corps est le mieux préparé à les digérer, les individus peuvent expérimenter une digestion améliorée, moins de ballonnements et une meilleure absorption des nutriments.

Potentiel Amélioration Sommeil : En respectant les cycles naturels du corps pour manger, travailler et se reposer, la chrononutrition peut aider à réguler les cycles de sommeil, menant à une meilleure qualité de sommeil et à des niveaux d'énergie plus stables tout au long de la journée.

Flexibilité Alimentaire : La chrononutrition n'interdit pas spécifiquement de groupes alimentaires mais encourage plutôt la consommation de certains types d'aliments à des moments spécifiques. Cela peut offrir une certaine flexibilité, permettant aux individus de profiter d'une variété d'aliments.

Inconvénients :

Complexité et Contraintes de Temps : Suivre un régime basé sur des horaires précis peut être compliqué et difficile à maintenir, surtout pour ceux qui ont des horaires irréguliers ou un mode de vie occupé. Cela peut rendre l'adhésion au régime chrononutritionnel difficile sur le long terme.

Manque de Flexibilité Sociale : Les contraintes temporelles sur quand et quoi manger peuvent limiter les interactions sociales, surtout lorsqu'elles impliquent des repas en dehors de la maison ou à des horaires qui ne correspondent pas au plan alimentaire.

Manque de Preuves Scientifiques : Bien que la théorie de la chrononutrition soit basée sur des principes biologiques solides concernant les rythmes circadiens, il existe un manque de recherches approfondies et d'études à long terme prouvant son efficacité pour la santé générale et la perte de poids par rapport à d'autres approches diététiques.

Mise en Place :

La chrononutrition est un régime qui ne suit pas les principes traditionnels de portions définies ou de comptage de macronutriments (protéines, glucides, lipides) de manière stricte. Au lieu de cela, il se concentre sur le timing de la consommation des aliments en fonction des rythmes biologiques du corps.

Petit-déjeuner

Richesse en Lipides et Protéines : Fromage à pâte dure, charcuterie maigre (pour ceux qui consomment de la viande), œufs. L'idée est de commencer la journée avec des aliments riches en protéines et en lipides pour stimuler le métabolisme dès le matin.

Exemple : Un morceau de fromage, des œufs brouillés, des tranches de jambon ou de dinde.

Déjeuner

Équilibre Protéines et Légumes : Une source de protéines comme la viande maigre, le poisson ou le tofu, accompagnée d'une généreuse portion de légumes. Une petite quantité de féculents peut être incluse pour fournir de l'énergie sans surcharger l'organisme en glucides.

Exemple : Poitrine de poulet grillée, saumon au four, ou tofu sauté avec un assortiment de légumes verts, quinoa ou riz complet en petite quantité.

Goûter

Aliments Protéinés et lipides : Fruits secs, noix, ou un produit laitier comme un yaourt nature. Ce repas est conçu pour maintenir l'énergie et éviter les fringales avant le dîner.

Exemple : Une poignée d'amandes, un yaourt grec nature, ou quelques abricots secs.

Dîner

Léger et Principalement Végétal : Le dîner doit être le repas le plus léger de la journée, composé principalement de légumes avec une option de protéines légères. Les glucides sont à minimiser lors de ce repas.

Exemple : Salade de légumes variés avec un filet de poisson vapeur, soupe de légumes avec des morceaux de tofu.

Le régime Seignalet

Le régime Seignalet, aussi appelé "l'alimentation ou la troisième médecine", a été développé par le Dr Jean Seignalet, un médecin et chercheur français en immunologie clinique. Actif des années 1980 jusqu'à son décès en 2003, le Dr Seignalet a proposé ce régime comme une méthode pour traiter diverses maladies chroniques par des modifications diététiques spécifiques.

C'est un régime alimentaire hypotoxique. Il consiste à réguler les processus pathologiques de l'organisme grâce à une alimentation ancestrale. Le tout, en favorisant la régénération de la paroi intestinale. L'objectif premier de ce régime alimentaire n'est pas d'induire une perte de poids, mais de soulager les symptômes de maladies incurables telles que les maladies auto-immunes.

Son approche est basée sur l'idée que l'alimentation moderne, notamment les aliments transformés, les produits laitiers et certaines céréales, contribue au développement de maladies auto-immunes, de maladies inflammatoires et d'autres troubles chroniques.

Avantages :

Amélioration des Maladies Chroniques : Le régime Seignalet vise à réduire l'inflammation chronique, un facteur contributif de nombreuses maladies auto-immunes, en éliminant les aliments considérés comme pro-inflammatoires. Des améliorations ont été rapportées dans la polyarthrite rhumatoïde, la spondylarthrite ankylosante, et certaines pathologies cutanées et digestives.

Perte de Poids et Meilleure Gestion du Poids : En éliminant les aliments transformés, les produits laitiers et les céréales modernes, le régime peut conduire à une réduction naturelle de l'apport calorique, favorisant la perte de poids et une meilleure gestion du poids à long terme.

Augmentation de la Consommation d'Aliments Entiers : Le régime encourage la consommation d'aliments entiers non transformés, tels que les fruits, les légumes, les viandes maigres, les poissons et les huiles de bonne qualité, ce qui peut contribuer à une alimentation globalement plus nutritive.

Amélioration de la Digestion : En évitant les produits laitiers et les céréales modernes, certaines personnes peuvent expérimenter une amélioration des symptômes digestifs comme les ballonnements, la constipation ou la diarrhée.

Inconvénients :

Restrictif et Difficile à Suivre : Le régime exclut de nombreux groupes alimentaires courants, ce qui peut le rendre difficile à suivre, surtout en société ou lors de repas en famille ou entre amis.

Risques de Carences Nutritives : Le retrait des céréales et des produits laitiers peut entraîner des carences en certains nutriments essentiels, tels que le calcium ou les fibres, si le régime n'est pas bien planifié.

Manque de Preuves Scientifiques Solides : Bien que de nombreux témoignages soutiennent les bienfaits du régime Seignalet, il manque encore de larges études cliniques pour valider de manière concluante son efficacité sur diverses maladies.

Coût et Accessibilité : Le régime peut être plus coûteux et moins accessible pour certains, en raison de l'accent mis sur les aliments biologiques et non transformés, qui sont souvent plus chers que les options conventionnelles.

Mise en place :

Aliments Autorisés ou Recommandés :

Fruits et Légumes : Une consommation élevée de fruits et légumes est encouragée, sous forme crue ou cuite à basse température pour préserver les nutriments. Les fruits et légumes offrent une large gamme de vitamines, minéraux, fibres, et antioxydants essentiels pour le fonctionnement optimal du corps.

Exemples : Salades variées, jus frais, légumes vapeur douce, smoothies de fruits.

Viandes Bio et Poissons : Les sources de protéines doivent être de haute qualité, idéalement issues de l'agriculture biologique pour minimiser l'exposition aux pesticides et aux hormones. Les poissons, riches en acides gras oméga-3, sont particulièrement valorisés.

Exemples : Poulet bio, agneau, saumon sauvage, truite.

Huiles Vierges Pressées à Froid : Les huiles végétales pressées à froid comme l'huile d'olive, de noix, et de lin sont recommandées pour leur teneur en acides gras insaturés bénéfiques à la santé cardiovasculaire et à la réduction de l'inflammation.

Utilisation : Pour assaisonnement des salades ou cuisson à basse température.

Noix et Graines : Les noix et les graines non transformées sont appréciées pour leurs graisses saines, protéines, et fibres. Elles constituent d'excellents en-cas ou compléments nutritifs aux repas.

Exemples : Amandes, noix, graines de chia, graines de lin.

Céréales Anciennes et Légumineuses : Certaines céréales anciennes (comme le quinoa, le sarrasin) et légumineuses (lentilles, pois chiches) peuvent être consommées, à condition qu'elles soient préparées de manière à minimiser les pertes nutritives et à éviter les températures de cuisson élevées.

Aliments Interdits ou Fortement Déconseillés :

Produits Laitiers : Tous les produits laitiers sont à éviter selon les principes du régime Seignalet, en raison de leur potentiel pro-inflammatoire et des difficultés de digestion associées.

Céréales Modernes : Le blé, y compris le pain, les pâtes, et autres produits à base de céréales modernes, sont exclus du fait de leur modification génétique et de leur association à des réactions inflammatoires et immunitaires.

Aliments Cuits à Haute Température : Les aliments frits, grillés à haute température, ou autrement préparés de manière à dénaturer leurs protéines et créer des composés toxiques sont à éviter.

Aliments Transformés et Raffinés : Les aliments transformés, les sucres raffinés, les huiles hydrogénées, et les additifs alimentaires sont interdits en raison de leur faible valeur nutritive et de leur contribution à l'inflammation et aux maladies chroniques.

Boissons Alcoolisées et Caféinées : L'alcool et les boissons fortement caféinées sont découragés, favorisant plutôt l'eau, les tisanes, et les jus naturels comme sources principales d'hydratation.

Régimes alimentaires : le Dash

Le régime DASH (Dietary Approaches to Stop Hypertension) a été développé à la suite de plusieurs études importantes financées par les National Institutes of Health (NIH) des États-Unis dans les années 1990. L'objectif principal de ces recherches était d'identifier les effets d'une alimentation spécifique sur la pression artérielle.

Les résultats ont révélé que le régime DASH, riche en fruits, légumes, grains entiers, et pauvre en graisses saturées, cholestérol, et graisses totales, était extrêmement efficace pour abaisser la pression artérielle. En outre, il s'est avéré bénéfique pour réduire le cholestérol LDL (le "mauvais" cholestérol) sans utiliser de médicaments.

Les résultats de l'étude DASH ont été publiés pour la première fois en 1997, et depuis lors, le régime a été recommandé par de nombreuses institutions de santé publique, y compris l'American Heart Association et l'American College of Cardiology, comme une stratégie alimentaire saine pour réduire l'hypertension et améliorer la santé cardiovasculaire.

Avantages :

Lutte contre l'Hypertension : Le régime DASH est spécifiquement conçu pour réduire la pression artérielle, offrant une alternative diététique efficace ou complémentaire aux médicaments pour les personnes souffrant d'hypertension.

Réduction des Risques Cardiovasculaires : En limitant l'apport en graisses saturées et en privilégiant les aliments riches en fibres, en potassium, en calcium et en magnésium, le régime DASH contribue à réduire le risque de maladies cardiaques et d'accidents vasculaires cérébraux.

Gestion du Poids : Bien que le régime DASH ne soit pas conçu comme un plan de perte de poids, la promotion d'aliments entiers et la limitation des sucres et des graisses peuvent naturellement conduire à une réduction de l'apport calorique et à une perte de poids.

Contrôle de la Glycémie : En favorisant une alimentation riche en fibres et faible en sucre, le régime DASH peut aider à réguler les niveaux de glucose dans le sang, ce qui est bénéfique pour la prévention et la gestion du diabète de type 2.

Alimentation Équilibrée : Le régime DASH encourage une grande variété d'aliments, y compris les fruits, les légumes, les grains entiers, les protéines maigres et les produits laitiers faibles en matières grasses, assurant une alimentation équilibrée et riche en nutriments.

Inconvénients :

Changement de Habitudes Alimentaires : Pour ceux habitués à une alimentation riche en sel, en graisses saturées et en sucres, l'adaptation au régime DASH peut nécessiter un effort significatif et une planification minutieuse des repas.

Gestion du Sel en Société : Le régime implique une surveillance et une réduction de la consommation de sodium, ce qui peut être difficile à maintenir, surtout lors de la consommation de repas préparés et au restaurant.

Mise en Place :

Principes de Base

Le régime DASH met l'accent sur les aliments qui sont naturellement riches en nutriments clés comme le potassium, le calcium, et le magnésium, tout en étant faibles en sodium, en graisses saturées, et en sucres ajoutés. Il ne s'agit pas seulement de réduire la pression artérielle, mais aussi de promouvoir une alimentation globalement saine et équilibrée.

Sodium : Le régime recommande de limiter l'apport en sodium à moins de 2 300 milligrammes par jour, voire 1 500 milligrammes.

Aliments Recommandés :

Fruits et Légumes : Une consommation abondante est encouragée, visant à inclure une grande variété pour maximiser l'apport en fibres, vitamines, et minéraux.

Grains Entiers : Pain complet, riz brun, quinoa, et autres grains entiers sont privilégiés pour leur teneur en fibres et en nutriments.

Produits Laitiers Faibles en Matières Grasses : Yaourt, lait, et fromages faibles en matières grasses fournissent du calcium et des protéines sans excès de graisses saturées.

Protéines Maigres : Viandes maigres, volaille sans peau, poissons, et légumineuses sont recommandés comme sources de protéines saines.

Graisses Saines : Les graisses monoinsaturées et polyinsaturées provenant des huiles végétales (comme l'huile d'olive), des noix, des graines, et des poissons gras sont encouragées.

Aliments à Limiter ou Éviter :

Graisses Saturées et Trans : Viandes grasses, produits laitiers entiers, et huiles hydrogénées doivent être limités.

Sodium : Le régime recommande de limiter l'apport en sodium à moins de 2 300 milligrammes par jour, voire 1 500 milligrammes pour une réduction plus significative de la pression artérielle. Les aliments hautement salés, les conserves, et les plats préparés sont à éviter.

Sucres Ajoutés et Sodas : Les boissons sucrées et les aliments riches en sucres ajoutés sont à éviter.

Le régime Acido-Basique

Le régime acido-basique, également connu sous le nom de régime alcalin, repose sur l'idée que l'équilibre entre les aliments acides et alcalins que nous consommons peut affecter le pH du corps et, par conséquent, notre santé globale. Cette théorie suggère qu'un régime alimentaire favorisant un environnement plus alcalin dans le corps peut aider à prévenir diverses maladies et conditions de santé, notamment l'ostéoporose, l'arthrite et le cancer.

Le concept derrière le régime acido-basique n'est pas nouveau. Il trouve ses racines dans les travaux de recherche sur le métabolisme et l'équilibre acido-basique datant du début du 20e siècle.

Cependant, c'est au cours des dernières décennies que l'intérêt pour l'impact de l'alimentation sur l'équilibre acido-basique du corps a vraiment pris de l'ampleur, avec des auteurs et des praticiens de la santé au naturel promouvant le régime alcalin comme un moyen d'améliorer la santé et le bien-être.

Avantages :

Consommation Accrue d'Aliments Alcalinisants : Le régime encourage une forte consommation de fruits et légumes, sources riches en vitamines, minéraux, antioxydants et fibres. Cela peut contribuer à une amélioration globale de la nutrition et à la prévention de maladies chroniques.

Amélioration de la Santé Osseuse : Certaines recherches suggèrent que les régimes alcalins peuvent aider à préserver la masse osseuse et réduire le risque d'ostéoporose en diminuant la perte minérale.

Perte de Poids : Bien que les recherches soient limitées, le passage à une alimentation riche en aliments alcalinisants et pauvre en aliments acidifiants peut contribuer à une perte de poids en améliorant le métabolisme et en augmentant la satiété.

Effets Anti-inflammatoires : Le régime acido-basique peut aider à réduire l'inflammation chronique, souvent associée à des conditions telles que l'arthrite, les maladies cardiovasculaires et le cancer.

Prévention de la Perte Musculaire : Les aliments alcalinisants peuvent aider à prévenir la perte musculaire liée à l'âge. De plus, l'accent mis sur les aliments entiers peut avoir des effets bénéfiques sur la santé cardiovasculaire.

Inconvénients :

Bases Scientifiques Limitées : Il existe un débat sur l'efficacité réelle du régime acido-basique pour modifier significativement le pH du sang ou influencer directement la santé, étant donné que le corps régule naturellement son pH à travers divers mécanismes.

Restrictions Alimentaires : Le régime peut nécessiter de limiter ou d'éviter des aliments considérés comme acidifiants, tels que la viande, les produits laitiers et les céréales. En éliminant certains groupes alimentaires, il y a un risque de carences en nutriments essentiels, notamment en protéines, en calcium et en vitamine D, surtout si le régime n'est pas bien planifié.

Complexité et Contraintes Pratiques : La nécessité de surveiller l'équilibre acido-basique des aliments peut rendre le régime complexe et moins pratique à suivre, surtout pour ceux qui ont un mode de vie occupé ou qui dînent souvent à l'extérieur.

Stress et Obsession Alimentaire : Comme pour tout régime restrictif, il y a un risque de développer une obsession malsaine pour la nourriture ou une anxiété liée à l'alimentation.

Mise en Place :

Principes Fondamentaux

Le régime acido-basique est basé sur l'idée que les aliments que nous mangeons peuvent influencer l'équilibre du pH dans notre corps. Les aliments sont classés en trois catégories selon leur effet sur le pH corporel : alcalinisants, acidifiants, et neutres.

Aliments Alcalinisants : Principalement des fruits et légumes, ils sont censés favoriser un pH plus alcalin dans le corps.

Aliments Acidifiants : Viandes, produits laitiers, céréales raffinées, sucre, caféine et alcool sont considérés comme acidifiants et devraient être consommés avec modération.

Aliments Neutres : Les graisses naturelles, les amidons et les sucres sont généralement considérés comme neutres.

Aliments Autorisés ou Recommandés :

Fruits et Légumes, les Aliments de Base : Ils constituent la majeure partie de l'alimentation, en raison de leur effet alcalinisant naturel. Les légumes à feuilles vertes (épinards, kale, roquette), les légumes racines (carottes, betteraves), les crucifères (brocoli, chou-fleur), et une large variété de fruits (pommes, bananes, baies, melons) sont fortement recommandés pour leur richesse en nutriments essentiels et leur capacité à favoriser un environnement alcalin dans le corps. Il est préférable de choisir des produits biologiques et frais pour minimiser l'exposition aux pesticides et aux produits chimiques, susceptibles d'affecter l'équilibre acido-basique.

Grains Entiers Non Raffinés : Les grains entiers comme le quinoa, le millet, l'amarante et le sarrasin sont préférés aux grains raffinés pour leur effet moins acidifiant et leur apport en fibres.

Légumineuses et Noix : Les haricots, lentilles, pois chiches, amandes et graines de chia sont recommandés comme sources de protéines alcalinisantes, en remplacement des protéines animales acidifiantes.

Graisses Insaturées : Les huiles pressées à froid comme l'huile d'olive et l'huile de lin sont encouragées pour leur effet neutre ou légèrement alcalinisant et leur contribution à une bonne santé cardiaque.

Hydratation Alcalinisante : L'eau alcaline (pH supérieur à 7) et les tisanes sont privilégiées pour leur potentiel à aider à alcaliniser le corps et à favoriser une bonne hydratation.

Aliments à Éviter ou Fortement Déconseillés :

Viandes et Produits Laitiers : La viande rouge, la volaille, les produits laitiers et les œufs sont considérés comme acidifiants et doivent être consommés avec modération ou évités. Les produits laitiers, en particulier, sont souvent exclus en raison de leur potentiel acidifiant élevé.

Céréales Raffinées et Sucres : Les aliments transformés et raffinés, y compris le pain blanc, les pâtes blanches, les gâteaux, les bonbons et les boissons sucrées, sont à éviter car ils peuvent contribuer à l'acidité corporelle.

Café, Alcool et Boissons Gazeuses : Ces boissons sont à limiter strictement dans le régime acido-basique en raison de leur contribution à l'acidité corporelle et à la déshydratation.

Graisses Saturées et Trans : Les graisses présentes dans les aliments transformés, la restauration rapide et certains produits animaux peuvent augmenter l'acidité du corps et sont donc déconseillées.

Le régime Anticellulite

L'intérêt pour la réduction de la cellulite à travers l'alimentation a augmenté avec la prise de conscience croissante de l'impact de la nutrition sur la santé globale et l'apparence de la peau.

Au fil des années, divers experts en santé et bien-être ont proposé des régimes spécifiques censés améliorer la circulation sanguine, favoriser l'élimination des toxines, et réduire l'inflammation, tous facteurs associés à l'apparition de la cellulite.

Le concept de lutter contre la cellulite par des moyens diététiques n'est pas attribuable à un créateur unique ou à une période spécifique, mais plutôt à l'évolution des connaissances en nutrition et en physiologie.

À mesure que la recherche a mis en évidence le rôle de l'alimentation dans la gestion de l'inflammation et du poids corporel, les principes d'un régime anti-cellulite ont gagné en popularité.

Avantages du Régime Anti-Cellulite :

Alimentation Équilibrée : Ce régime met l'accent sur une consommation accrue de fruits, légumes, grains entiers, et protéines maigres, favorisant ainsi une alimentation riche en nutriments, en antioxydants et en fibres. Ces éléments sont essentiels pour une peau saine et peuvent aider à réduire l'inflammation dans le corps.

L'Eau : L'hydratation est un pilier clé du régime anti-cellulite, aidant à promouvoir l'élimination des toxines et à maintenir l'élasticité de la peau, ce qui peut réduire l'apparence de la cellulite.

Moins de Sucre et de Sel : Le régime recommande de limiter la consommation de sucre et de sel, deux facteurs qui peuvent contribuer à l'accumulation de cellulite en favorisant la rétention d'eau et l'inflammation.

Bienfaits Cardiovasculaires et de Perte de Poids : En adoptant les principes d'une alimentation saine, vous pouvez également bénéficier d'une réduction du risque de maladies cardiovasculaires et d'une perte de poids, contribuant à une amélioration générale de la santé et du bien-être.

Inconvénients du Régime Anti-Cellulite :

Résultats Variables : L'efficacité du régime anti-cellulite peut varier considérablement d'une personne à l'autre. La génétique joue un rôle significatif dans l'apparence de la cellulite, et un régime seul peut ne pas éliminer complètement la cellulite.

Limitations Alimentaires : Bien que le régime promeuve une alimentation équilibrée, la nécessité de limiter certaines substances comme le sucre et le sel peut être perçue comme restrictive pour certains, rendant le régime difficile à suivre à long terme.

Preuves Limitées : Bien que les principes d'une alimentation saine soient largement reconnus pour leurs bienfaits sur la santé, les preuves spécifiques à la réduction de la cellulite par le régime sont limitées.

Mise en Place :

Le régime anti-cellulite se concentre sur plusieurs axes principaux pour aider à réduire l'apparence de la cellulite.

Hydratation : Boire beaucoup d'eau pour aider à éliminer les toxines du corps et soutenir l'hydratation de la peau.

Aliments Riches en Antioxydants : Consommer une abondance de fruits et légumes riches en antioxydants pour combattre l'inflammation et protéger les cellules de la peau.

Réduction de l'Apport en Sodium : Limiter la consommation de sel pour réduire la rétention d'eau et l'inflammation, deux facteurs qui peuvent exacerber l'apparence de la cellulite.

Aliments à Faible Indice Glycémique : Privilégier les aliments à faible indice glycémique pour stabiliser les niveaux de sucre dans le sang et réduire l'accumulation de graisse.

Acides Gras Oméga-3 : Inclure des sources d'acides gras oméga-3, comme les poissons gras et les graines de lin, pour leurs propriétés anti-inflammatoires.

En résumé, le régime anti-cellulite vise à encourager une alimentation et un mode de vie sains qui non seulement peuvent contribuer à réduire l'apparence de la cellulite, mais également promouvoir le bien-être général. Il est important de noter que les résultats peuvent varier selon les individus et que la cellulite est influencée par de nombreux facteurs, y compris la génétique. Pour ces raisons, il est conseillé d'adopter une approche holistique et réaliste, en reconnaissant les limites de l'impact de l'alimentation seule sur la cellulite.

Le régime Anticholestérol

La prise de conscience de la relation entre le régime alimentaire et les niveaux de cholestérol a commencé à s'intensifier au milieu du 20e siècle, à mesure que les études épidémiologiques et cliniques ont commencé à établir des liens clairs entre la consommation de certains types de graisses et le risque de maladies cardiovasculaires.

Des recherches fondamentales, telles que l'étude de Framingham et les Seven Countries Study dirigée par Ancel Keys, ont été parmi les premières à souligner l'impact significatif du régime alimentaire sur la santé cardiaque.

Au fil des décennies, ces découvertes ont conduit à l'élaboration de directives diététiques visant à réduire les niveaux de cholestérol LDL (le "mauvais" cholestérol). Parallèlement, l'importance d'une alimentation riche en fruits, légumes, grains entiers et en graisses insaturées a été mise en avant pour ses effets bénéfiques sur les niveaux de cholestérol HDL (le "bon" cholestérol) et la santé cardiaque en général.

Avantages :

Amélioration de la Santé Cardiovasculaire : En limitant la consommation d'aliments riches en graisses saturées et en cholestérol, ce régime aide à réduire le niveau de cholestérol LDL et à prévenir l'accumulation de plaques dans les artères, réduisant ainsi le risque de maladies cardiovasculaires.

Alimentation Équilibrée : Le régime encourage la consommation d'aliments riches en fibres solubles, en antioxydants et en acides gras insaturés, comme les fruits, les légumes, les grains entiers, et les poissons gras, qui sont bénéfiques pour la santé globale.

Gestion du Poids : En adoptant une alimentation plus saine et en éliminant les aliments à haute teneur en graisses saturées et en calories, ce régime peut également contribuer à la perte de poids, un facteur important dans la réduction du risque de maladies cardiovasculaires.

Équilibre des Lipides Sanguins : Outre la réduction du LDL, le régime peut également contribuer à augmenter les niveaux de HDL et à réduire les triglycérides, améliorant ainsi le profil lipidique global.

Inconvénients :

Restrictions Alimentaires : Le régime peut nécessiter de limiter fortement ou d'éviter certains aliments, comme les viandes rouges, les produits laitiers entiers, et certains types d'huiles et de graisses, ce qui peut être difficile à maintenir sur le long terme.

Changements pour Toute la Famille : Adapter un régime anti-cholestérol peut nécessiter des changements dans les habitudes alimentaires de toute la famille, ce qui peut être un défi si tous les membres ne sont pas disposés ou ne nécessitent pas de suivre un tel régime.

Mise en Place :

Réduction des Graisses Saturées et Trans : Le régime recommande de limiter la consommation d'aliments riches en graisses saturées (comme la viande rouge, le beurre, et certains produits laitiers) et en graisses trans (présentes dans de nombreux produits transformés), car ces types de graisses peuvent augmenter les niveaux de LDL-cholestérol.

Augmentation des Fibres Solubles : Les fibres solubles, trouvées dans les aliments comme l'avoine, les légumineuses, et certains fruits, peuvent aider à réduire l'absorption du cholestérol dans le sang.

Inclusion de Graisses Insaturées : Les graisses monoinsaturées et polyinsaturées, présentes dans l'huile d'olive, les noix, et les poissons gras, sont encouragées pour leur capacité à améliorer les niveaux de HDL-cholestérol et à réduire les risques cardiovasculaires.

Aliments Autorisés ou Recommandés :

Fruits et Légumes : Une consommation généreuse de fruits et légumes est encouragée, visant à intégrer une large variété de couleurs et de types dans l'alimentation quotidienne. Ces aliments sont riches en fibres, vitamines, minéraux et antioxydants, qui peuvent aider à réduire l'inflammation et améliorer le profil lipidique. Les baies, pommes, agrumes, épinards, choux et carottes sont particulièrement bénéfiques.

Grains Entiers : Les grains entiers tels que l'avoine, le quinoa, le riz brun, l'orge et le pain complet sont recommandés pour leur haute teneur en fibres solubles. Ces fibres aident à réduire l'absorption du cholestérol dans le sang, contribuant ainsi à baisser le LDL-cholestérol.

Protéines Maigres : Les poissons gras comme le saumon, le maquereau et les sardines sont riches en acides gras oméga-3, bénéfiques pour le cœur. Les légumineuses, le tofu et la volaille sans peau sont d'autres bonnes sources de protéines.

Produits Laitiers Faibles en Matières Grasses : Préférer les produits laitiers faibles en matières grasses ou sans matières grasses, comme le lait écrémé, le yaourt nature et les fromages légers, pour réduire l'apport en graisses saturées.

Noix et Graines : Une petite portion de noix ou de graines chaque jour peut apporter des graisses insaturées et des fibres. Les amandes, les noix et les graines de lin sont particulièrement recommandées pour leur effet positif sur le cholestérol.

Huiles Végétales : Utiliser des huiles riches en graisses monoinsaturées et polyinsaturées, comme l'huile d'olive, de colza ou de tournesol, pour la cuisson et les assaisonnements.

Aliments à Limiter ou Éviter :

Graisses Saturées et Trans : Limiter les aliments riches en graisses saturées et éviter ceux contenant des graisses trans. Cela inclut la viande rouge, les produits laitiers entiers, le beurre, la crème, ainsi que de nombreux produits de boulangerie et snacks transformés.

Viandes Rouges et Charcuteries : Réduire la consommation de viandes rouges et de charcuteries, qui sont souvent riches en graisses saturées et cholestérol.

Produits Laitiers Entiers : Éviter les produits laitiers entiers qui peuvent contribuer à l'augmentation du cholestérol LDL en raison de leur teneur élevée en graisses saturées.

Aliments et Boissons Sucrés : Limiter les sucres ajoutés et les boissons sucrées, qui peuvent contribuer à la prise de poids et affecter négativement le profil lipidique.

L'approche du régime anti-cholestérol est moins axée sur le comptage strict des macronutriments (protéines, glucides, lipides) et plus centrée sur la qualité des aliments consommés et leur impact sur les niveaux de cholestérol.

Il est important de noter que le régime anti-cholestérol est conçu pour être un changement de mode de vie durable plutôt qu'une solution à court terme. Une alimentation équilibrée, riche en nutriments bénéfiques pour le cœur, devrait rester une priorité à long terme pour maintenir une santé optimale. Comme toujours, il est conseillé de travailler avec un professionnel de santé pour adapter le régime à vos besoins spécifiques et surveiller votre santé.

Le régime Sans Sel

L'intérêt pour la réduction du sel dans l'alimentation remonte à plusieurs décennies, à mesure que les preuves de son lien avec l'hypertension et les maladies cardiovasculaires s'accumulaient.

Dans les années 1900, des études ont commencé à montrer une corrélation entre la consommation de sel et la pression artérielle élevée. Cependant, ce n'est que dans les années 1970 et 1980 que des recommandations diététiques plus larges ont commencé à émerger, poussées par des études épidémiologiques plus étendues et des essais cliniques qui ont renforcé la compréhension des effets néfastes d'une consommation élevée de sodium.

Les directives alimentaires et les recommandations de santé publique ont progressivement commencé à inclure des limites spécifiques sur l'apport en sodium, soulignant l'importance d'une alimentation faible en sel pour la santé cardiovasculaire et la prévention de l'hypertension.

Avantages :

Contrôle de l'Hypertension et Prévention des Maladies Cardiovasculaires: La réduction de l'apport en sodium est directement liée à une baisse de la pression artérielle, ce qui est crucial pour les personnes souffrant d'hypertension ou à risque de développer des maladies cardiovasculaires.

Réduction de la Rétention d'Eau : Un apport réduit en sodium aide à diminuer la rétention d'eau, ce qui peut être bénéfique pour les personnes souffrant d'œdème ou de gonflements liés à certaines conditions médicales.

Augmentation de la Sensibilité aux Saveurs : Réduire le sel peut améliorer la sensibilité des papilles gustatives aux différentes saveurs des aliments, encourageant ainsi une appréciation plus riche des goûts naturels.

Inconvénients :

Difficultés d'Adaptation et de Maintien : Adapter son régime pour éliminer le sel peut être difficile, surtout compte tenu de sa prévalence dans de nombreux aliments transformés et préparés. Cela peut nécessiter un effort significatif pour planifier et préparer des repas conformes au régime.

Restrictions lors des Repas Extérieurs : Suivre un régime sans sel peut limiter les options alimentaires disponibles au restaurant ou lors d'événements sociaux, ce qui peut être perçu comme restrictif.

Perception de Saveurs Atténuées : Pour certaines personnes, les plats préparés sans sel peuvent sembler moins savoureux, ce qui nécessite une période d'adaptation et l'exploration d'alternatives pour assaisonner les aliments.

Mise en Place :

Réduction du Sodium : Le régime sans sel vise à minimiser l'apport en sodium, souvent recommandé à moins de 2 300 milligrammes par jour, voire 1 500 milligrammes pour les personnes souffrant d'hypertension, de maladies cardiaques ou de certaines autres conditions.

Aliments Naturels : Privilégier les aliments frais et non transformés, car ils contiennent naturellement peu de sodium. Les fruits, les légumes, les grains entiers, et les protéines maigres constituent la base de ce régime.

Éviter les Aliments Transformés et Préparés : Les produits alimentaires transformés, les plats préparés, et la restauration rapide sont souvent riches en sodium ajouté et doivent être limités ou évités.

Le régime sans sel demande une lecture attentive des étiquettes alimentaires pour surveiller l'apport en sodium et nécessite souvent de cuisiner soit même pour contrôler la teneur en sel des plats. Il est possible d'explorer des herbes, des épices, et des assaisonnements sans sel pour enrichir le goût des aliments tout en suivant les recommandations diététiques.

Le régime Sans Lactose

Le régime sans lactose est spécifiquement conçu pour les individus intolérants au lactose, un sucre naturellement présent dans le lait et les produits laitiers. Cette intolérance résulte de l'incapacité du corps à produire suffisamment de lactase, l'enzyme nécessaire pour digérer le lactose.

L'intolérance au lactose est reconnue depuis l'antiquité, mais ce n'est que dans les années 1960 que les chercheurs ont commencé à comprendre en détail cette condition. Ils ont découvert que l'intolérance au lactose varie largement selon les groupes ethniques et géographiques, avec des taux d'intolérance particulièrement élevés parmi les populations d'origine asiatique, africaine, et amérindienne. Cette variation est liée à des modèles d'évolution et d'adaptation diététique à travers l'histoire humaine, notamment à l'agriculture et à la domestication des animaux.

Le concept de régime sans lactose a émergé comme une solution diététique pour aider les personnes intolérantes au lactose à éviter les symptômes désagréables associés à la consommation de lactose, tels que les ballonnements, les gaz, les crampes abdominales, et la diarrhée.

Avantages :

Soulagement des Symptômes Digestifs : L'élimination du lactose de l'alimentation peut considérablement réduire ou éliminer les symptômes inconfortables associés à l'intolérance au lactose, tels que les ballonnements, les gaz, les douleurs abdominales, la diarrhée et les nausées.

Sensibilisation aux Étiquettes Alimentaires : La nécessité de vérifier les étiquettes pour détecter la présence de lactose augmente la sensibilisation aux ingrédients alimentaires et peut promouvoir des choix alimentaires plus conscients.

Inconvénients :

Manque de Calcium et de Vitamine D : Les produits laitiers sont des sources principales de calcium et de vitamine D. Leur élimination sans substituts adéquats peut augmenter le risque de carences, affectant la santé des os et d'autres fonctions corporelles.

Contraintes Alimentaires : Naviguer dans les options alimentaires lors de repas en extérieur ou d'événements sociaux peut devenir difficile, limitant les choix disponibles et nécessitant une planification préalable.

Qualité Nutritionnelle Variable : Certains produits sans lactose sur le marché peuvent être hautement transformés et contenir des additifs, du sucre ajouté, ou des niveaux élevés de graisses saturées.

Mise en Place :

Aliments Exclus

Le régime sans lactose élimine tous les produits contenant du lactose, y compris :

Le lait de vache, de chèvre, et d'autres mammifères.

Les produits laitiers dérivés tels que le fromage, le yaourt, le beurre, et la crème.

Les aliments transformés et préparés qui peuvent contenir du lactose comme additif (par exemple, certains pains, céréales, snacks, plats préparés, et sauces).

Substituts et Compléments

Pour compenser les nutriments clés fournis par les produits laitiers, notamment le calcium et la vitamine D, les personnes suivant un régime sans lactose doivent rechercher des sources alternatives. Ces nutriments sont essentiels pour la santé osseuse.

Aliments Riches en Vitamine D

Poissons Gras : Le saumon, le maquereau, les sardines et le hareng sont d'excellentes sources de vitamine D.

Huile de Foie de Morue : Non seulement riche en vitamine D, mais également en vitamine A et en acides gras oméga-3.

Jaunes d'Œufs : Une source pratique de vitamine D, surtout pour ceux qui ne consomment pas de poisson.

Aliments Riches en Calcium

Légumes à Feuilles Vertes Foncées : Le brocoli, le chou frisé, les blettes et le chou vert sont de bonnes sources végétales de calcium.

Amandes : Parmi les noix, les amandes sont particulièrement riches en calcium.

Légumineuses : Les haricots blancs et autres légumineuses sont des sources de calcium.

Considérations Nutritionnelles

Une planification soignée est nécessaire pour s'assurer que l'élimination du lactose n'entraîne pas de carences nutritionnelles. Il est également important de lire attentivement les étiquettes des produits alimentaires pour détecter la présence de lactose, souvent caché sous des noms tels que "solides de lait", "lactosérum", "caséine", et "lactate".

En conclusion, le régime sans lactose est une approche alimentaire essentielle pour les personnes intolérantes au lactose, permettant de gérer les symptômes tout en maintenant une alimentation équilibrée. Avec une variété croissante de substituts sans lactose disponibles sur le marché, il est plus facile que jamais de suivre ce régime tout en répondant aux besoins nutritionnels.

Le régime Crudivore ou Crudivorisme

L'intérêt pour les bienfaits des aliments crus sur la santé n'est pas nouveau et peut être retracé à différentes époques et cultures. Cependant, le mouvement moderne du crudivorisme a commencé à prendre de l'ampleur au 20ème siècle.

Dans les années 1930, le Dr. Max Gerson a développé une thérapie basée sur une alimentation principalement crue pour traiter ses migraines, thérapie qu'il a ensuite appliquée au traitement du cancer et d'autres maladies chroniques.

Dans les années 1960, Ann Wigmore, co-fondatrice de l'Institut Hippocrate, a popularisé la consommation de jus d'herbe de blé et d'autres aliments crus comme moyen de détoxification et de guérison. Elle a joué un rôle clé dans la popularisation du régime crudivore aux États-Unis.

Au fil des années, divers auteurs et praticiens de la santé ont contribué à l'évolution du crudivorisme, chacun apportant sa propre perspective sur les meilleures pratiques pour maximiser les bienfaits des aliments crus.

Avantages :

Richesse en Nutriments : Les aliments crus sont souvent riches en vitamines, minéraux, et enzymes qui peuvent être dégradés par la cuisson. Les fruits, légumes, noix, graines et germes sont des composantes clés de ce régime, offrant une gamme étendue de nutriments essentiels.

Amélioration de la Digestion : Les aliments crus contiennent des enzymes naturelles qui aident à leur propre digestion, potentiellement réduisant la charge sur le système digestif et améliorant l'assimilation des nutriments.

Faible en Calories : Le régime crudivore peut conduire à une perte de poids naturelle, car les aliments crus ont tendance à être moins caloriques et plus rassasiants grâce à leur teneur élevée en fibres.

Bienfaits Multiples : Des témoignages et certaines études suggèrent que le crudivorisme peut améliorer la santé de la peau, augmenter l'énergie, réduire le risque de maladies chroniques telles que les maladies cardiovasculaires et le diabète, et promouvoir une meilleure santé globale.

Inconvénients :

Manque de Certaines Vitamines et Minéraux : Un régime exclusivement cru peut manquer de certains nutriments essentiels, comme la vitamine B12, le fer, le calcium, et les acides gras oméga-3, surtout s'il n'est pas bien planifié.

Préparation Exigeante : La préparation des aliments crus peut être chronophage et nécessiter des équipements spécifiques tels que des déshydrateurs ou des blenders de haute qualité. Cela peut aussi rendre plus difficile de manger à l'extérieur ou de participer à des repas sociaux.

Problèmes Digestifs : Bien que le régime puisse améliorer la digestion pour certains, d'autres peuvent éprouver des ballonnements ou des troubles digestifs en raison de l'augmentation de la consommation de fibres.

Mise en Place :

Le régime crudivore est fondé sur quelques principes clés :

Aliments Crus : Les adeptes consomment des aliments non cuits et non transformés, croyant que la cuisson détruit les enzymes vitales et réduit la teneur nutritionnelle des aliments.

Température : Les aliments ne doivent pas être chauffés au-delà de 48°C (118°F) pour préserver leurs nutriments et enzymes.

Aliments Naturels : Le régime met l'accent sur les aliments dans leur état le plus naturel – frais, biologiques, non OGM et non traités.

Aliments Autorisés :

Fruits et Légumes : Les fruits et légumes frais constituent la base du régime crudivore. Ils sont consommés dans leur forme naturelle ou utilisés dans des salades, smoothies, et jus. La diversité des couleurs et des types assure un large éventail de vitamines, minéraux, et antioxydants. Les légumes à feuilles vertes, les baies, les agrumes, et les légumes crucifères sont particulièrement valorisés pour leur densité nutritionnelle.

Noix et Graines : Les noix et graines crues, y compris les amandes, noix de cajou, graines de chia, et graines de lin, sont encouragées pour leur apport en protéines végétales, acides gras essentiels, et autres nutriments clés. Elles peuvent être consommées seules, transformées en lait de noix, ou utilisées pour faire des fromages végétaux et des pâtés.

Germes : Les germes de légumineuses, de grains, et de graines sont prisés dans le régime crudivore pour leur concentration élevée en enzymes, protéines, et vitamines. Ils peuvent être ajoutés aux salades ou consommés en tant que snack.

Algues : Les algues comme la spiruline, la chlorella, et le nori sont intégrées pour leur profil nutritionnel riche, notamment en iode, fer, et protéines.

Aliments Fermentés : Les aliments fermentés crus, tels que la choucroute, le kimchi, et les boissons fermentées comme le kombucha, fournissent des probiotiques bénéfiques pour la santé intestinale.

Boosters Nutritionnels : Des superaliments comme le cacao cru, la spiruline, les baies de goji, et le pollen d'abeille sont souvent inclus pour leur densité nutritionnelle exceptionnelle.

Aliments Interdit ou a Éviter :

Aliments Cuits : Tout aliment cuit au-delà de 48°C (118°F) est évité, car la cuisson est considérée comme dégradant les nutriments et les enzymes vitaux.

Produits Transformés : Les aliments hautement transformés, y compris la plupart des produits emballés et prêts à consommer, sont exclus en raison de leur contenu souvent élevé en additifs, conservateurs, et autres substances chimiques.

Produits d'Origine Animale Cuits : Bien que certains crudivores puissent consommer des produits animaux crus, comme certains types de lait cru ou de fromage, et des sashimis, la majorité des pratiquants optent pour un régime végétalien cru et évitent tous les produits animaux cuits.

Grains et Légumineuses Non Germés : Les grains et légumineuses non germés ou non fermentés sont généralement évités car ils peuvent être difficiles à digérer et nécessitent souvent une cuisson pour être consommés en toute sécurité.

Le régime crudivore est plus qu'une simple méthode de perte de poids ou de détoxification; c'est souvent adopté comme un mode de vie, avec un accent sur la santé globale, la vitalité, et le bien-être. Malgré ses nombreux avantages potentiels, le crudivorisme peut être difficile à maintenir à long terme en raison de ses restrictions et de la nécessité d'une planification minutieuse pour éviter les carences nutritionnelles. Comme pour tout changement diététique significatif, il est recommandé de consulter des professionnels de la santé pour s'assurer que les besoins nutritionnels sont pleinement satisfaits.

Les Régimes Orientés sur des Convictions Personnelles

Le régime alimentaire Végétalien ou Vegan

L'histoire du régime vegan et du véganisme en tant que mouvement peut être tracée à différentes périodes de l'histoire, bien que le terme "vegan" lui-même ait été inventé relativement récemment. Le véganisme, tel que nous le connaissons aujourd'hui, a commencé à prendre forme au 20e siècle, mais les principes de l'alimentation à base de plantes et de l'évitement des produits animaux ont des racines beaucoup plus anciennes.

Des pratiques alimentaires excluant la viande et les produits animaux peuvent être retrouvées dans diverses cultures antiques et traditions philosophiques, y compris en Inde, en Grèce antique et parmi certaines sectes du christianisme primitif, souvent pour des raisons éthiques, de santé ou spirituelles.

Le terme "vegan" a lui été créé en 1944 par Donald Watson et d'autres membres de la Vegan Society du Royaume-Uni. Ils ont défini le véganisme non seulement comme une diète excluant tous les produits animaux mais aussi comme une philosophie rejetant l'exploitation animale sous toutes ses formes.

Depuis lors, le véganisme a gagné en popularité, d'abord lentement, puis beaucoup plus rapidement au début du 21e siècle, en raison des préoccupations croissantes concernant la santé, l'environnement et le bien-être animal.

Avantages :

Santé Cardiovasculaire : Le régime vegan, riche en fruits, légumes, noix, graines et grains entiers, contribue à une meilleure santé cardiovasculaire. Ces aliments sont faibles en graisses saturées et riches en fibres, aidant à réduire le cholestérol, la pression artérielle et le risque de maladies cardiaques.

Perte de Poids : Les personnes suivant un régime vegan ont tendance à consommer moins de calories en raison d'une alimentation riche en aliments à base de plantes, ce qui peut faciliter la perte de poids et le maintien d'un poids sain.

Risque Réduit de Certaines Maladies : Des études ont montré que le régime vegan peut réduire le risque de plusieurs maladies chroniques, y compris le diabète de type 2, certains types de cancer, et les maladies neurodégénératives, grâce à un apport élevé en nutriments essentiels et antioxydants.

Impact Environnemental : Adopter un régime vegan peut réduire significativement l'empreinte carbone individuelle, la consommation d'eau et la déforestation, car la production alimentaire à base de plantes est généralement moins dommageable pour l'environnement que l'élevage d'animaux.

Éthique Animale : Le régime vegan est aussi souvent choisi pour des raisons éthiques, permettant aux individus d'éviter de contribuer à la souffrance animale.

Inconvénients :

Risques de Carences Nutritionnelles : Sans une planification adéquate, le régime vegan peut entraîner des carences en vitamine B12, fer, calcium, zinc, et acides gras oméga-3, nutriments principalement trouvés dans les produits animaliers.

Difficultés Pratiques : Suivre un régime strictement vegan peut être socialement et logistiquement difficile, en particulier lors de repas à l'extérieur ou de voyages.

Coût : Bien que manger des légumes et des grains entiers puisse être économique, les substituts de viande et de fromage vegan, ainsi que certains produits biologiques ou spécialisés, peuvent être coûteux.

Adaptation Culinaire : Les personnes habituées à un régime omnivore peuvent avoir du mal à adapter leurs compétences culinaires et à trouver des alternatives savoureuses et satisfaisantes à base de plantes.

Risque de Consommer des Produits Transformés : Les aliments vegan transformés, tels que les substituts de viande et de fromage, peuvent être riches en sodium, en sucres ajoutés, et en graisses saturées, ce qui peut nuire à la santé s'ils sont consommés en excès.

Mise en Place :

Aliments Autorisés ou Recommandés :

Fruits et Légumes : Tous les fruits et légumes sont encouragés, avec une emphase sur la diversité pour couvrir un large spectre de vitamines, minéraux, fibres et antioxydants. Les légumes à feuilles vertes, les baies, les crucifères et les légumes racines sont particulièrement valorisés pour leur densité nutritionnelle.

Grains Entiers : Riz complet, quinoa, avoine, orge, sarrasin et pain complet fournissent des glucides complexes, des fibres, des protéines, des vitamines B et des minéraux essentiels.

Légumineuses : Haricots, lentilles, pois chiches et soja (y compris tofu et tempeh) sont des piliers pour les protéines végétales, offrant également du fer, du zinc et des fibres.

Noix et Graines : Amandes, noix, graines de chia et graines de lin sont riches en acides gras essentiels oméga-3, protéines, fibres et micronutriments comme le magnésium et le sélénium.

Substituts Laitiers à Base de Plantes : Laits végétaux (amande, soja, avoine), fromages végans et yaourts à base de plantes sont utilisés en remplacement des produits laitiers, souvent enrichis en calcium et vitamine D. (Attention, ne convient pas pour l'alimentation d'un bébé).

Huiles Végétales : Huile d'olive extra vierge, huile de lin et huile d'avocat fournissent des acides gras monoinsaturés et polyinsaturés bénéfiques pour la santé cardiovasculaire.

Aliments Interdits :

Viandes et Poissons : Toutes formes de viande, de volaille et de produits de la mer sont exclues.

Produits Laitiers : Lait, fromage, beurre, yaourt et crème fabriqués à partir de lait animal ne sont pas consommés.

Œufs : Exclus sous toutes leurs formes et dans tous les produits qui en contiennent.

Gélatine : Souvent utilisée dans les bonbons, les desserts et certains médicaments, la gélatine est dérivée de la peau, des os et du tissu conjonctif des animaux.

Miel et Cire d'Abeille : Bien que certains vegans consomment du miel, beaucoup choisissent de l'éviter en raison des préoccupations concernant l'exploitation des abeilles.

Aliments Transformés Non-Vegan : Beaucoup d'aliments transformés contiennent des ingrédients cachés d'origine animale comme les arômes, les colorants (comme la cochenille) et les émulsifiants.

Plan d'Action :

Le régime vegan n'est pas structuré autour de phases temporaires ou de restrictions qui se relâchent avec le temps, comme c'est le cas pour certains régimes axés sur la perte de poids. Au lieu de cela, il représente un choix de vie à long terme basé sur des principes éthiques, environnementaux et de santé.

Adopter un régime vegan nécessite une attention particulière aux étiquettes des produits pour s'assurer de l'absence d'ingrédients d'origine animale. Il est également important de planifier son alimentation pour éviter les carences nutritionnelles, en considérant la possibilité de compléter son alimentation en vitamines B12, D, en fer, en calcium, en zinc et en acides gras oméga-3. Un régime vegan bien planifié peut être nutritif, varié et satisfaisant, soutenant une santé optimale et respectant les choix éthiques et environnementaux.

Inclure des Sources de Fer, Calcium et Oméga-3 : Optez pour des légumes à feuilles vertes, des figues, des graines de chia, du lin, des noix de Grenoble et des aliments enrichis.

Complémentation en Vitamine B12 : La vitamine B12 est essentielle pour les vegans. Envisagez des suppléments ou des aliments enrichis en B12.

Le régime Végétarien

Le végétarisme est une pratique alimentaire qui remonte à des millénaires, avec des racines dans diverses cultures, religions et philosophies à travers le monde. L'adoption d'un régime végétarien a souvent été motivée par des considérations éthiques, spirituelles, de santé et environnementales.

Antiquité : En Grèce ancienne, des philosophes tels que Pythagore prônaient un mode de vie végétarien pour des raisons d'éthiques et de santé. Le végétarisme était également présent dans les anciennes civilisations indiennes et égyptiennes, souvent lié à des croyances religieuses et au respect de la vie animale.

Moyen Âge et Renaissance : Durant ces périodes, le végétarisme était relativement marginal.

19e siècle : L'intérêt pour le végétarisme a commencé à se répandre davantage en Occident, en partie en raison des mouvements de réforme alimentaire et de santé. La première société végétarienne a été fondée en Angleterre en 1847.

20e et 21e siècles : Le végétarisme a gagné en popularité, surtout dans la seconde moitié du 20e siècle, avec une prise de conscience croissante des avantages pour la santé, des préoccupations environnementales et des questions de bien-être animal.

Avantages :

Amélioration de la Santé Cardiovasculaire : Le régime végétarien, riche en fruits, légumes, grains entiers, noix et graines, est associé à une réduction des facteurs de risque cardiovasculaire. La faible consommation de graisses saturées et le haut apport en fibres contribuent à abaisser le cholestérol et la pression artérielle, diminuant ainsi le risque de maladie cardiaque.

Gestion et Perte de Poids : Les individus suivant un régime végétarien ont tendance à consommer moins de calories et ont généralement un indice de masse corporelle (IMC) plus bas que les non-végétariens. La haute teneur en fibres des aliments à base de plantes favorise la satiété, aidant à contrôler l'appétit et à faciliter la perte de poids.

Risque Réduit de Certaines Maladies : Des études montrent que les végétariens peuvent avoir un risque réduit de développer des maladies chroniques telles que le diabète de type 2, certains types de cancer (notamment le cancer du côlon) et des maladies neurodégénératives. Ceci est attribué à la haute densité nutritionnelle et aux antioxydants présents dans une alimentation riche en plantes.

Impact Environnemental Réduit : Le régime végétarien a un impact environnemental plus faible que les régimes riches en viande. La production de viande est l'une des principales sources d'émission de gaz à effet de serre, de déforestation et de consommation d'eau.

Éthique Animale : Pour beaucoup, le choix d'un régime végétarien est motivé par des préoccupations éthiques concernant le bien-être animal. Éviter les produits issus de l'abattage des animaux permet de prendre position contre la cruauté et l'exploitation animale.

Inconvénients :

Risques de Carences Nutritionnelles : Sans une planification soigneuse, le régime végétarien peut entraîner des carences en nutriments clés tels que la vitamine B12, le fer, le zinc, le calcium et les acides gras oméga-3, tous principalement trouvés dans les produits animaux.

Difficultés Pratiques et Sociales : Adopter un régime végétarien peut être difficile dans des contextes sociaux ou familiaux où la consommation de viande est la norme. Trouver des options végétariennes au restaurant ou lors d'événements sociaux peut parfois représenter un défi.

Options Végétariennes Transformées : Le marché offre un éventail croissant de produits végétariens transformés, qui peuvent être riches en sodium, en additifs et en graisses malsaines.

Transition et Adaptation : Pour ceux qui sont habitués à un régime riche en viande, la transition vers un régime végétarien peut nécessiter une période d'adaptation, tant sur le plan culinaire que digestif. Découvrir de nouvelles recettes et apprendre à équilibrer les nutriments peut demander du temps et des efforts.

Mise en place :

Aliments Autorisés ou Recommandés :

Fruits et Légumes : Une grande variété de fruits et légumes, y compris des légumes-feuilles verts, des légumes racines, des baies et des agrumes, pour fournir un large éventail de vitamines, de minéraux, de fibres et d'antioxydants.

Sources de Glucides Complets : Les grains entiers comme le quinoa, l'avoine, le riz brun, le millet et le blé complet sont encouragés pour leur richesse en fibres, vitamines B et minéraux. Il faut varier les sources de grains entiers pour bénéficier d'un spectre complet de nutriments.

Légumineuses : Haricots, lentilles, pois chiches et autres légumineuses sont d'excellentes sources de protéines végétales et de fibres, ainsi que de fer et de zinc.

Noix et Graines : Noix, graines de lin, graines de chia et graines de tournesol apportent des acides gras essentiels, des protéines, et des micronutriments comme le magnésium et la vitamine E. Idéales comme en-cas nutritifs ou pour enrichir salades et plats.

Produits Laitiers (pour les Ovo-Lacto-Végétariens) : Lait, yaourt, fromage et autres produits laitiers fournissent du calcium, des protéines et de la vitamine D.

Œufs (pour les Ovo-Végétariens) : Les œufs offrent des protéines de haute qualité avec tous les acides aminés essentiels.

Aliments Interdits ou Fortement Déconseillés :

Toutes les Viandes : Bœuf, porc, agneau, volaille et toute autre viande sont exclues du régime végétarien.

Poissons et Fruits de Mer : Y compris les crustacés et mollusques, ne sont pas consommés par les végétariens stricts.

Charcuteries, Gelées et Bouillons : Tous les produits dérivés de la viande ou contenant des extraits de viande sont à éviter.

Additifs d'Origine Animale : Certains additifs alimentaires, tels que la gélatine (utilisée dans de nombreux bonbons et desserts) et certains colorants alimentaires, sont d'origine animale et doivent être évités.

Plan d'Action :

Le régime végétarien n'est pas structuré autour de phases ou d'étapes temporaires comme certains régimes de perte de poids ou de détoxification. C'est plutôt un mode de vie alimentaire continu basé sur le choix de ne pas consommer de viande.

Le régime Flexitarien

Le concept de flexitarisme, une combinaison des mots "flexible" et "végétarien", a émergé au début des années 2000. Le terme a été popularisé par la diététicienne Dawn Jackson Blatner dans son livre "The Flexitarian Diet", publié en 2008. Blatner a promu l'idée qu'on n'a pas besoin d'éliminer complètement la viande de son alimentation pour bénéficier des avantages santé d'une alimentation principalement végétale. L'approche flexitarienne est née de la reconnaissance que de nombreuses personnes souhaitent réduire leur consommation de viande pour des raisons de santé, environnementales, ou éthiques, sans pour autant devenir complètement végétariennes ou véganes.

Le régime flexitarien s'inscrit dans une tendance croissante à la réduction de la consommation de produits animaux dans de nombreuses sociétés, motivée par une prise de conscience accrue des impacts de l'élevage intensif sur la santé, le bien-être animal et l'environnement. Cette tendance est également alimentée par les recommandations de nombreux professionnels de la santé qui reconnaissent les bienfaits d'une alimentation riche en plantes.

Mise en place :

Le régime flexitarien est un mode de consommation alimentaire qui associe le végétarisme à l'alimentation classique (omnivorisme). En clair, les flexitariens n'excluent aucun produit de leur alimentation, mais ils limitent leur consommation de chair animale au strict minimum. Il s'agit ici aussi d'un mode de vie et d'un choix qui permet de respecter certaines valeurs éthiques et/ou écologiques. On ne devient pas flexitarien pour perdre du poids. Toutefois, cela peut aider à limiter le risque cardiovasculaire si l'on respecte une alimentation saine et équilibrée.

Table des matières